简易古食方护佑全家人丛书

古方中的补肾家常菜

余瀛鳌 陈思燕 编著

中国中医药出版社
·北京·

前言

我国传统在治疗疾病的同时，非常重视饮食的调养作用。做好了日常饮食的功课，一方面可以起到辅助治疗疾病的作用，另一方面可以起到预防疾病发生、发展的作用。这也是我国药膳食疗一直受到大众高度重视的原因。

中医认为"药食同源"，食物与药物同出于大自然，密不可分，只是具有各自的形、色、气、味、质等不同特性，本质上并没有严格区别。

食物一般偏性较轻，作用和缓，适用人群广泛，常服无碍；而药物偏性较重，食后反应强烈，有些甚至有毒性，必须对症，不宜久服。通过单纯的食物或药物，或食物与药物相结合来进行营养保健以及治疗康复，在我国传统中极为普遍。也有不少既可作为食物也可作为药物的材料，称为"药食两用材料"，在食疗中是最为常用的。如在众多的本草、方剂典籍中，枸杞子、山药、羊肉、乌鸡、桂皮、生姜、枣、椒、茴香、扁豆、薏米、甘草、茯苓、酒、醋等材料出现的频率极高。

《寿亲养老新书》中说："水陆之物为饮食者不管千百品，其五气五味冷热补泻之性，亦皆禀于阴阳五行，与药无殊……人若知其食性，调而用之，则倍胜于药也……善治药者不如善治食。"

饮食永远是一个人健康的根基。《素问·五常政大论》中说："谷肉果菜，食养尽之。"《素问·脏气法时论》中说："五谷为养，五果为助，五畜为益，五菜为充，气味合而服之，以补精益气。"

如有一些身体不适，首先要用食疗调理，食疗无效时再用药疗。唐代医圣孙思邈在《备急千金要方》中说："凡欲治疗，先以食疗，既食疗不愈，后乃用药尔。"讲的就是这个"先食后药"的原则。

基于以上的认知，我们编纂了这套图书。它针对五脏保养和常见疾病，借鉴整理了大量中医典籍古方以及流传广泛的民间验方，每方都介绍来源出处、功效、做法、材料特性以及宜忌人群，有据可查，安全可靠。在选方时贴近现代生活，尽量不选用药材繁多、制作不便者。强调古为今用，不刻板地生搬古方，对现代生活中不便操作的部分做了替代和改良，使之更加实用。

本套系列图书以古方为基础，以食疗为手段，以健康为目的，帮助人们在日常生活中加强保养，重新发现日常食物的价值，以最自然的方式，让生命更加和谐、健康、安宁。希望这些古老的智慧和经验，成为生生不息的能量之源，守护一代又一代人的健康！

编者
2020年2月于北京

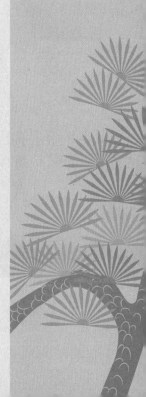

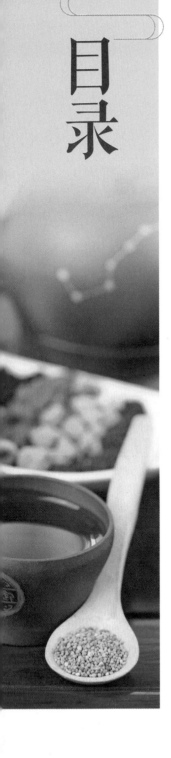

目录

壹　养肾就是养命

养好先天之本，生命之根，生命之树才能长青。

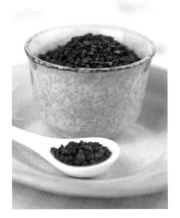

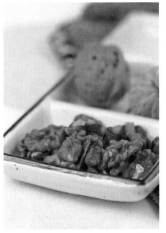

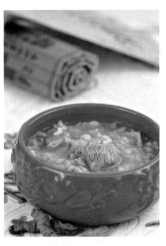

贰 男人补肾，壮阳起痿更阳刚

用于性功能障碍、阳痿、遗精、早泄、不育的中青年男性。

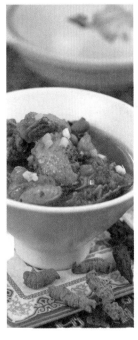
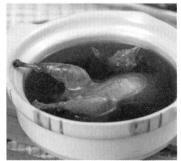
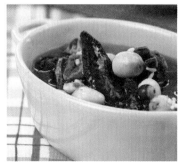
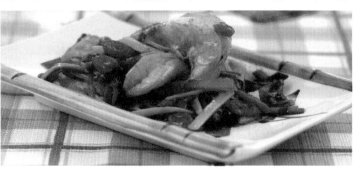

叁 女人养肾，宫暖血旺好孕育

用于性冷淡、月经不调、闭经、宫寒不孕、胎孕不固的育龄女性。

肆 老人护肾，耳聪脑健不腿软

用于腰腿酸软、尿频久泻、耳聋眼花、健忘的老年人。

伍 儿童强肾，促进发育长得快

用于先天不足、发育迟缓、骨软、遗尿的少年儿童。

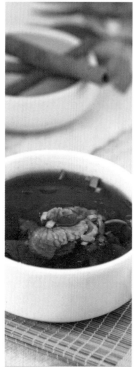

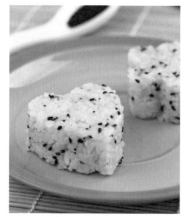

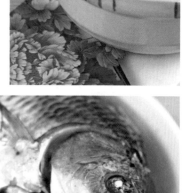

补足肾阳，温阳益气不冰冷

用于肾阳虚所致命门火衰、手脚冰凉、神疲乏力、尿多、水肿、虚喘者。

 补足肾阴，滋阴清热不虚烦

用于肾阴虚所致五心烦热、失眠盗汗、性欲亢进、更年期不适者。

捌 补肾填精，精力旺盛不腰痛

用于肾精亏虚所致虚劳倦怠、腰痛乏力、头晕目眩、眼目昏花、白发早生、脑力衰退者。

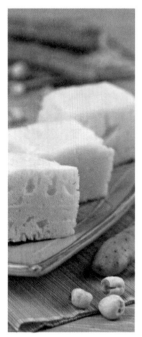

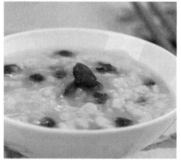

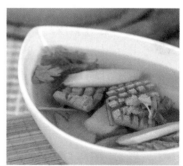

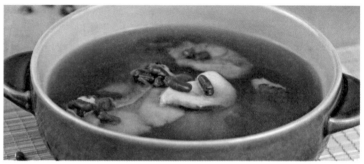

玖 补肾固气，益气强壮不遗泄

用于肾气不固所致遗尿、尿失禁、久泻、遗精早泄、崩漏带下、脱发落齿者。

拾 调养肾病，通利小便不水肿

用于肾病综合征所致尿少、水肿、尿急、尿痛、尿潴留、慢性肾炎者。

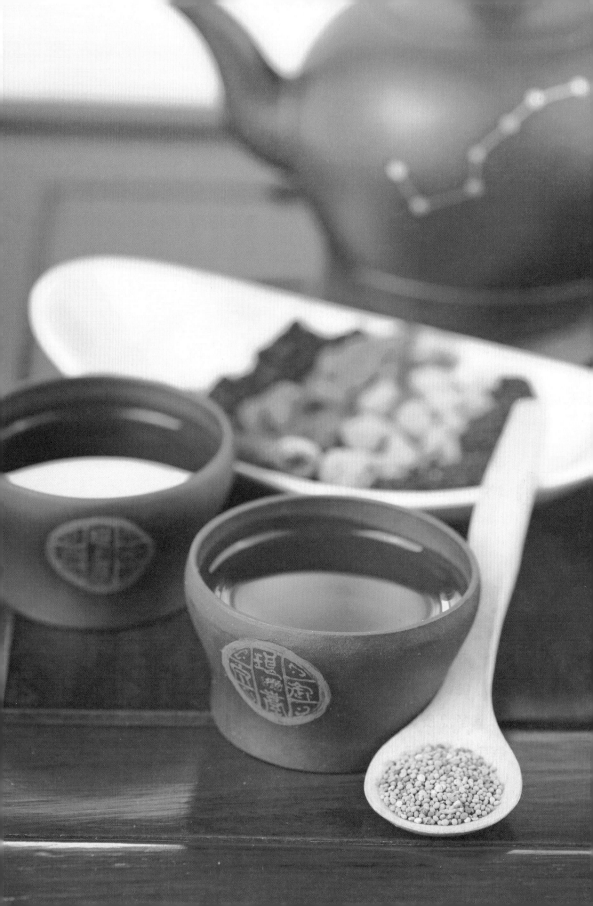

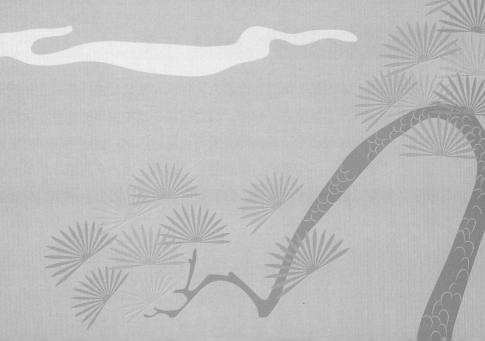

壹

养肾就是养命

养好先天之本，生命之根，生命之树才能长青。

肾为"先天之本"，生命之根

肾藏先天之精，为脏腑阴阳之本、生命之根，人体生长、发育、生殖之源，所以，肾又被称为人体的"先天之本"。

养好肾，对少年儿童可以促进生长发育，对青壮年人可以旺盛精力、促进生育，对老年人可以延缓衰老，提高生活质量。所以说，肾的盛衰决定着一个人生命力的强弱，养肾就是养命！

中医所讲的肾，为五脏之一，并非仅指肾脏这一器官，而是一个系统，一个牵连很多组织器官的庞杂、完备的系统，包括肾脏及膀胱、骨、髓、脑、耳、二阴、胞宫、所属经络等。除了具有肾脏的大部分功能外，还与人的生殖、神经、泌尿等系统息息相关。

肾藏精，主人体生长发育与生殖

精是构成人体的基本物质，也是人体生长、发育及进行各种生命活动的物质基础。先天之精储藏于肾中，称为肾精。肾中精气的盛衰，决定着人体生长、发育过程和生殖机能的旺盛与衰减。因此，肾虚会表现为发育迟缓、性功能下降、不孕不育、早衰等。《素问·上古天真论》中就明确指出了人体肾气盛衰的年龄规律，以及对男女生长、壮盛、孕育、衰老的影响。

女子七岁，肾气盛，齿更发长；二七而天癸至，任脉通，太冲脉盛，月事以时下，故有子；三七肾气平均，故真牙生而长极；四七筋骨坚，发长极，身体盛壮；五七阳明脉衰，面始焦，发始堕；六七三阳脉衰于上，面皆焦，发始白；七七任脉虚，太冲脉衰少，天癸竭，地道不通，故形坏而无子也。

丈夫八岁肾气实，发长齿更；二八肾气盛，天癸至，精气溢泻，阴阳和，故能有子；三八肾气平均，筋骨劲强，故真牙生而长极；四八筋骨隆盛，肌肉满壮；五八肾气衰，发堕齿槁；六八阳气衰竭于上，面焦，发鬓斑白；七八肝气衰，筋不能动；八八天癸竭，精少，肾脏衰，形体皆极。则齿发去。

肾气不足，儿童发育迟缓

儿童若肾气不足，容易出现发育成长迟缓、鸡胸、龟背、囟门闭合晚、站立行走比一般孩子晚、骨软无力、长牙晚等。

阴阳不调，青壮年难孕育

青壮年若肾的阴阳失调，男性易出现性功能障碍、阳痿、早泄、少精、不育。女性则易出现月经不调、闭经、不孕或孕产困难及危险。

肾气早衰，中老年多病难长寿

肾为"命门"，与人的寿命息息相关。男40岁、女35岁之后，肾气均有虚弱趋势，如果不注意补肾，除了早衰，各种慢性疾病也会早早出现，导致中老年时期健康状况不佳，长寿也成了奢望。

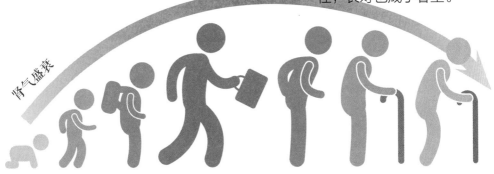

肾气盛衰

肾主人体水液代谢

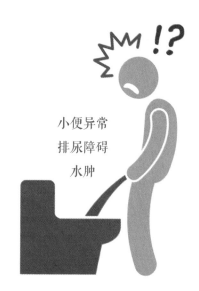

小便异常
排尿障碍
水肿

水是生命之源，与肾的作用相似，所以，肾又有"水脏"之称。肾主水，具有主管和调节人体水液代谢的生理机能。《素问·上古天真论》中说："肾者主水，受五脏六腑之精而藏之。"肾有病变，会表现出小便异常、排尿障碍、水肿等人体水液代谢失常的状况。

肾主纳气，肾虚易哮喘

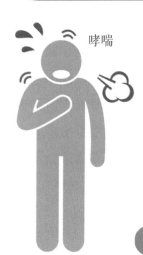

哮喘

肾主纳气，具有摄纳肺所吸入的清气、防止呼吸表浅的生理功能。肾中精气充沛，纳气功能良好，才能协助肺的运作，保持人体正常呼吸，吐故纳新。若肾气虚弱、肾不纳气，常会表现为气虚、气短、呼吸急促、动则气喘等肺病症状。如慢性肺心病、支气管哮喘、肺气肿等多与肾虚有关。

肾主骨生髓，与骨骼健康相关

《素问·宣明五气论》中说："肾主骨。"《素问·阴阳应象大论》中说："肾生骨髓。"肾藏精，

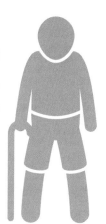

精生髓，髓养骨。因此，肾精旺盛可以使骨髓充盈，骨骼健壮有力。肾精不足，则骨髓空虚，骨骼失养，中老年人会导致骨质疏松脆弱、易骨折、腰酸背痛、腿脚无力，小儿则表现为生长发育迟缓。

骨质疏松
腿脚无力

肾精亏虚易腰痛

肾虚腰痛

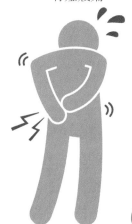

《素问·脉要精微论》中说："腰者，肾之府，转摇不能，肾将惫矣。"腰痛多为肾精亏虚所致。肾虚腰痛的特点是老年人多发，早晨起来较重，活动后减轻，善加养护可好转。过度劳累、男子纵欲无度、女子经虚血崩、多次流产、七情不调，都会损伤肾精，诱发或加重肾虚腰痛。

肾通脑，肾虚多脑病

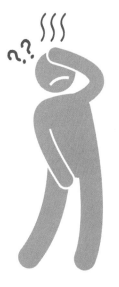

肾藏精，精生髓，髓聚于脑。《灵枢·海论》中说"脑为髓之海""髓海不足则脑转耳鸣，胫酸眩晕"。肾的精气充足，脑髓就丰满充盈，人耳聪目明、思维敏捷、记忆力强。当肾精亏虚时，则髓海空虚、大脑失养，表现为记忆力减退、眩晕头痛、耳鸣耳聋、高血压、失眠、健忘，甚至痴呆、神志不清或精神狂躁，小儿则影响智力发育。

眩晕，健忘，失眠

牙痛
掉牙

牙齿健康要看肾

"齿为骨之余"，齿与骨同出一源，牙齿亦由肾中精气所充养。"齿者，肾之标，骨之本也。"牙齿的生长、脱落及坚固程度、健康状况，与肾中精气的盛衰变化有直接关系。肾中精气充沛，则牙齿坚固，不易脱落。肾气不足的孩子出牙晚、换牙迟、虫牙多，肾虚者牙质不佳，容易牙痛、牙齿过早松动。而老年人牙齿陆续脱落，也是肾气逐渐亏虚的表现。

脱发
白发

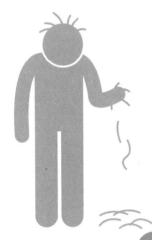

肾其华在发，关系头发荣枯

《素问·五脏生成》中说："肾之合骨也，其荣发也。"肾的精气充盛，可以显露在头发的荣枯上，即发为肾的外在表现。肾气充盈者，头发茂盛、乌黑、光泽，随着年龄增长，肾气日渐虚衰，白发、脱发也逐渐增多。如果青壮年就出现未老先衰、头发枯槁或早脱、早白、脆弱易断的现象，多与肾中精气亏损有关。

肾开窍于耳

肾在上开窍于耳。肾精充足，才能听觉灵敏，若肾精不足，则可引起听力减退、耳鸣，甚至耳聋。老年人的耳聋失聪，多因肾中精气日渐衰减所致。

肾通二阴，影响大小便及性功能

肾在下开窍于二阴。"二阴"包括前阴和后阴。

前阴，指外生殖器，有排尿和生殖功能。

排尿虽由膀胱主导，但仍靠肾的气化功能才能维持正常。肾主水，司膀胱开合，故排尿与肾关系十分密切。小便清长、尿频、遗尿、尿失禁、少尿、尿闭、尿余沥等排尿异常多为肾气虚或肾气不固所致。

生殖系统功能也受到肾功能影响。如肾虚可导致生殖机能障碍，男子可见精少、遗精、阳痿、早泄、不育；女子可见月经不调、不孕等。

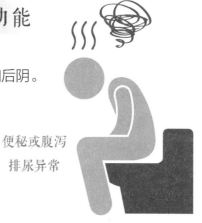

便秘或腹泻
排尿异常

后阴，即肛门，有排泄大便的功能。粪便的排泄也与肾的气化、温煦、封藏功能有关。

肾阳可以温脾阳，有利于水谷运化，若肾阳虚则易大便溏泄，老年人可见五更泄泻。

肾的阴精可濡润大肠，防止大便干结不通，如肾阴虚时易大便秘结。

若肾气虚弱而封藏不固，则可见固摄无力、久泄滑脱。

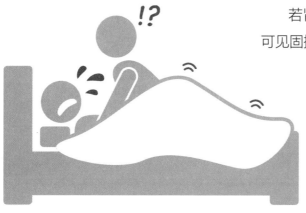

性功能障碍
不孕不育

肾在志为恐

《素问·阴阳应象大论》中说："在脏为肾……在志为恐。"肾精气充足则胆大无惧，肾精气不足则胆小易恐。反之，"恐伤肾。""恐则气下，惊则气乱"，人遇到惊恐时，往往会出现下肢酸软、站不起来，甚至出现大小便失禁，这是恐伤肾的表现。因此，要想养好肾，最好能保持平和安宁，远离各类惊恐刺激。

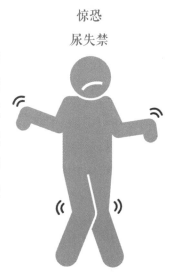

惊恐
尿失禁

肾在液为唾

《黄帝内经》中说："肾主唾"。唾与涎一样，为口腔中分泌的一种液体，清者为涎，稠者为唾。唾为肾精所化，咽而不吐，有滋养肾中精气的作用。若多唾或久唾，则易耗伤肾中精气。

　　咽唾液是传统的补肾养生法。古人把唾液称为"玉泉""甘露""琼浆""金津玉液"，可以起到补肾保精的作用。
　　药王孙思邈在《养生铭》中提倡"晨兴漱玉津"，即每天清晨醒来，用舌抵住上颚或将舌在唇齿之间搅动，待搅出唾液，徐徐咽下。此法也叫"搅海咽津"，最宜肾病者常做。"要想寿命延，朝朝服玉泉"，这种养生法对延年益寿也十分有效。

肾性潜藏，为固摄之本

《素问·六节脏象论》中说："肾者主蛰，封藏之本，精之处也。"肾精宜固藏，最忌耗泄损伤，中医以潜藏蛰伏之意比喻肾的生理特性。肾中精气固摄良好，即可避免许多脱泄之症。若肾虚而致固摄失调，就会引起阴精过度耗损妄泄，表现为遗精、早泄、带下、滑胎、遗尿、尿浊、久泻不止、子宫脱垂等。因此，固藏精气是养肾的根本。

肾与冬气相通

在五脏之中，肾属阴，而冬季阴气最盛，所以，肾与冬气相通。《黄帝内经》中说："冬三月，此谓闭藏……此冬气之应，养藏之道也，逆之则伤肾。""肾者主蛰，封藏之本……为阴中之少阴，通于冬气。"冬季宜养肾，补肾的效果也最好。尤其是肾病患者，冬季是调养疾病的最佳时期，又称为"肾病冬治"。

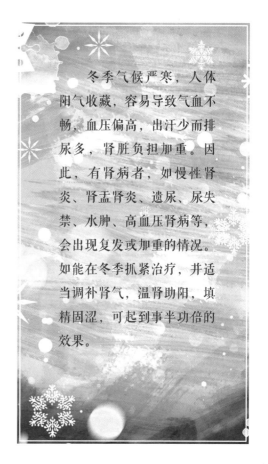

冬季气候严寒，人体阳气收藏，容易导致气血不畅，血压偏高，出汗少而排尿多，肾脏负担加重。因此，有肾病者，如慢性肾炎、肾盂肾炎、遗尿、尿失禁、水肿、高血压肾病等，会出现复发或加重的情况。如能在冬季抓紧治疗，并适当调补肾气，温肾助阳，填精固涩，可起到事半功倍的效果。

不同的"肾虚"，你是哪一种

"肾虚"是中医的一种说法，指肾脏精气阴阳不足。肾虚的类型有很多，其中比较常见的是肾阳不足、肾阴不足、肾精亏虚和肾气不固。

有不少人出现腰痛、四肢酸软无力等症状时，就觉得一定是"肾虚"了，赶紧大补一下。其实，不同类型的肾虚，如肾阳虚、肾阴虚、肾精亏虚等，几乎都会引起腰酸腿软的症状，这是肾病的一个共性，但可能病因是完全不同的，调养起来也有不同的原则和方法。所以，还要根据其他症状来综合判断肾虚类型，辨证施治。

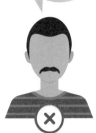

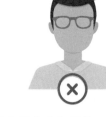

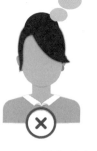

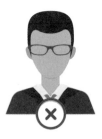

肾阳虚和肾阴虚是完全相反的，补错了可会越补越虚哦！

男女老少都可能肾虚，同样类型也有不同症状。

肾阳不足

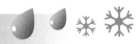

虚寒：畏寒怕冷，
经常手脚冰凉

肾阳不足也称为肾阳虚，指肾阳气不足或衰弱。肾阳又称元阳、真火、命门之火，是人体阳气的根本。阳虚像是人体火力不足，就会生外寒，因此，肾阳虚也称为"命门火衰"，主要表现为"怕冷"。

肾阳不足多是由于先天体质或老年肾亏、久病伤肾、房劳过度所致。

一般症状

■ 腰膝酸软，久行或劳作后加重，形寒肢冷，腰背冷痛，关节痛，筋骨痿软，骨质疏松。

■ 神疲乏力，虚喘气短，面色虚白或暗黑，形体虚胖，舌胖嫩淡白。

■ 小便清长，夜尿多，大便稀软溏泄，水肿。

■ 耳聋，记忆力减退，头晕目眩，嗜睡多梦，自汗（醒时非正常情况下出汗），脱发或须发早白。

■ 常有慢性肾炎、慢性肠炎、慢性哮喘、肺气肿等疾病。

男性症状

■ 性欲减退，有阳痿、早泄、遗精、精冷不育等性功能障碍。

女性症状

■ 月经失调，经期延后，经量少或不畅，色暗、有血块或痛经。

■ 性欲减退、低下，白带清稀，宫寒不孕。

■ 易患泌尿感染、子宫肌瘤、卵巢囊肿、乳腺增生、附件炎、盆腔炎等妇科病，更年期提前。

老人症状

■ 尿少或尿频，夜尿多，尿不尽，尿失禁。

■ 脱发，耳聋，健忘，虚喘，腰痛骨软。

肾阴不足

肾阴不足也称为肾阴虚。肾阴又称元阴、真阴、肾水，是全身阴液的根本。阴虚就会出现内热，所以，肾阴虚主要表现为"虚热"，多为燥热，动不动就"上火"。

肾阴不足多由于久病伤肾、房事过度、用脑过度、饮食温燥、热邪伤阴、失血耗液等因素所致。

一般症状

■ 腰膝酸软，两腿无力，形体消瘦。

■ 五心（两手心、两脚心及心口）烦热，颧红，潮热，急躁易怒。

■ 失眠多梦，盗汗（入睡后汗出异常，醒后汗泄即止）。

■ 咽干口燥，口渴喜冷饮，眩晕耳鸣。

■ 小便短赤，尿频尿急，尿道口灼热，大便秘结，舌红少津，舌苔黄。

■ 记忆力减退，脱发，牙齿松动。

■ 常有糖尿病、性功能障碍、神经官能症等疾病。

男性症状

■ 早泄、遗精、滑精或阳强不倒、性欲亢进等性功能障碍。

女性症状

■ 经少，闭经，崩漏（非正常子宫出血），不孕。

■ 子宫、卵巢、乳房易生肌瘤、囊肿、增生等。

■ 更年期潮热、汗出、烦渴、失眠等不适更为严重。

老人症状

■ 发落齿摇，耳鸣耳聋，头晕目眩，失眠健忘。

■ 脱发，耳聋，健忘，虚喘，腰痛骨软。

肾精亏虚

精亏：发育晚，衰老早
不孕不育

肾藏精，主生长发育，肾精是促进生长发育和维持生命过程的物质基础。小儿肾精不足会影响生长发育，成人则会导致生殖能力下降，过早衰老。

肾精亏虚多见于老年体虚或先天不足者。小儿肾精不足多是先天的，而成人除了先天因素，还与年龄增长、营养不良、过度劳累、纵欲过度、大病久病伤肾等后天因素有关。

一般症状

■ 腰膝酸软，腰肌劳损，四肢无力，两足痿弱，形体疲惫，精力不足。

■ 头晕耳鸣，视物昏花。

■ 早衰，头发干枯，脱发白发。

■ 常有成人不孕不育、小儿生长发育迟缓等疾病。

 男性症状

■ 滑精，阳痿，早泄，精液稀薄，精子量少，不育等性功能障碍。

 女性症状

■ 经少，闭经，不孕。
■ 早衰易老。

 老人症状

■ 发落齿摇，耳鸣耳聋，头晕目眩，两足痿弱。

■ 健忘，智力减退。

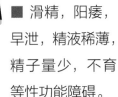

 儿童症状

■ 生长发育迟缓或不良，身高、体重增长慢，甚至出现鸡胸、龟背等骨骼发育异常。

■ 智力发育明显落后于同龄人

■ 五迟（站立迟、行走迟、长发迟、出牙迟、说话迟）。

■ 五软（头项软、口软、手软、足软、肌肉软）。

肾气不固

滑泄：大小便失禁，精液、白带、经血外泄

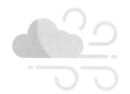

　　肾性潜藏，为固摄之本。肾气若固摄失调，人体的体液（如精液、月经、白带）以及小便、大便等，都会出现滑脱、外泄的状况。

　　肾气不固多与幼年肾气未充或老年体衰有关。此外，早婚、性生活过度而耗伤肾气、久病肾虚等原因也易导致肾气不固。

一般症状

■ 膀胱功能失常，成人小便清长、尿频、尿不尽、尿失禁、尿崩、尿潴留等，小儿遗尿。

■ 大便滑脱，久泻不止，甚至大便失禁。

■ 体液有滑脱倾向，如男性精液及女性经血、白带，均有不同程度的外泄倾向。

■ 腰膝酸软无力，易倦怠、疲劳，舌苔淡白。

■ 头发、牙齿有脱落倾向，骨质流失快。

 ## 男性症状

■ 遗精，滑精，早泄，性功能障碍。

 ## 女性症状

■ 带下，白带清稀，量多不止。

■ 崩漏，月经期过长，量少而淋漓不止，子宫非正常出血。

■ 怀孕者胎动不安，易滑胎流产。

■ 老年女性易子宫脱垂。

 ## 老人症状

■ 尿频，夜尿多，尿后余沥，尿失禁。

■ 久泻不止，五更泻，大便失禁。

■ 牙齿脱落，脱发，骨质疏松，易骨折。

 ## 儿童症状

■ 小儿遗尿（5岁以上仍尿床）。

肾虚偏爱这些人

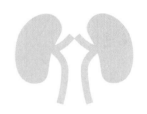

先天不足的人

先天之精不足的人，生命力较弱，免疫力低下，易生疾病，生长发育也比较缓慢，如儿童发育迟缓、"五迟""五软"就多为先天不足。

先天不足可能有以下原因。

■ 父母受孕时身体状况不佳、体弱多病，或酒后行房怀孕。

■ 父母年龄过大，如父亲年过50岁，母亲年过40岁。

■ 母亲孕期失于调养，营养不良，胎气不足。

先天不足的儿童肾虚者，只要加强后天调养，是可以弥补的。如强化饮食营养，增加锻炼，照顾好日常起居等，需要家长付出更多关爱。否则，饮食营养跟不上或吸收能力太差而造成后天之精难以补足的话，成年后会体弱多病，生殖能力也会受影响。

中老年人

随着年龄增长，肾气逐渐衰弱，机体损耗自然增加，身体各个系统的功能以及免疫力均有所下降。如同机器使用日久、动力不足，又年久失修，可能会随时出故障，甚至停机。这是生命的自然规律，不可抗拒。

一般来说，女性28岁、男性32岁，分别是其一生中肾气最旺盛的年龄，肾气充盈达到峰值，此后就开始缓慢下降，40岁之后会出现明显亏虚，慢性病发病率显著上升。到老年时，肾中精气就十分虚弱了。所以，老年人肾虚比较普遍，尤其以肾阳虚更多一些。

劳累过度者

久站、久行、负重、熬夜或用脑过度，不论劳力还是劳心，均为劳累过度，会耗气伤血，加重人体精气损耗，导致身心俱疲而致肾虚。尤其是工作压力大、精神长期紧张者，在身心俱疲的情况下，肾虚往往提早发生。

长期熬夜者易发生肾阴虚，出现神疲乏力、失眠、头晕耳鸣、记忆力减退、黑眼圈、眼睑浮肿等现象。中青年肾阴虚比较多见，与劳累、熬夜有较大关系。

现在的年轻人因为工作、学习压力大，精神高度紧张，脱发现象也十分严重，这都是伤及肾气的表现，需及早提高警惕，加强调养。

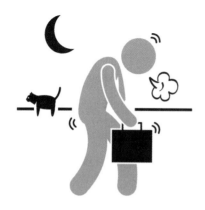

纵欲过度者

不节制房事、纵欲过度或频繁手淫都会耗散肾气、伤及肾精，造成肾虚。常表现为精神萎靡、面色暗黑憔悴、腰部酸痛、腿软乏力、早衰。

男性纵欲，精液流失过多，会感觉身体被掏空，称为"房劳"，透支身体的结果是造成肾早衰，出现精力不济、梦遗、滑精、阳痿、早泄、不育等问题。

对于女性，性生活过度同样有害，易出现月经不调、崩漏、带下、流产、不孕等问题，各种妇科炎症也高发。如果频繁流产，不仅加剧了肾损伤，对子宫、卵巢保养均十分不利，一般会比常人早衰。

久病者

如果患病的时间长了，人体各脏腑功能都会有所下降，且会互相影响，最终导致肾精亏虚、肾气虚弱，即"久病伤肾"。

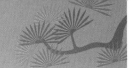

滥用药物者

长期服用或滥用药物对肾脏的损害很大。肾脏是人体重要的排泄器官，很多药物要通过肾脏代谢。"是药三分毒"，药品经肾脏排出时不同程度地在肾脏部位累积，同时药品副作用也增加了肾脏受损的风险。用药种类多、剂量大时，很容易造成肾功能损害。如一些安眠药、镇定剂、抗生素、降压药、镇痛药、激素类药物等，都会不同程度地伤肾。

滥用壮阳药也是造成肾虚的一大因素。壮阳药多辛温燥烈，如果不对症或长期滥用，容易助火而耗阴。贪图一时之欢的后果是透支肾气，损伤肾精，加重性功能障碍。

烟酒过度、口味偏咸者

抽烟、酗酒会伤肾，已有肾病者最好远离烟酒。饮食中食盐过多、口味偏咸容易引发或加重肾病，造成高血压、肾炎、水肿等。

外感寒邪者

寒为阴邪，易伤阳气，人体的阳气之源在肾，所以，寒邪易伤肾阳。如果不注意保暖，尤其是腰腹部经常受寒邪，容易造成肾阳虚，出现腰膝痿软或冷痛，男性尿频、遗精，女性则月经紊乱、痛经、宫寒不孕。

情志失调者

人人都有七情变化，这本是正常的，但如果是突然、强烈或长期性的情志刺激或情绪波动，人又不能适应时，就会影响脏腑气机，使气血逆乱，甚至直接伤及脏腑，导致疾病发生。在七情中，最为伤肾的是惊恐，而其他不良情志如果时间长了，也会间接伤肾。

男人养好肾，精力旺盛身体棒

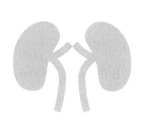

男人要节欲保精

精为人体三宝之一，保精是男性强身的重要环节。而保精的重点就是要控制好性生活，避免因纵欲而伤肾。

和谐适度的性生活有益于人体健康，但应有所节制，切忌过度。怎样才是"适度"，并没有统一标准，应根据个人身体情况而定。

一般来说，只要性生活不过于频繁，性生活之后及第二天，精神状态和体力均良好，没有腰酸腿软、精神萎靡、神疲乏力、面色发黑、头晕耳鸣、头重脚轻等不适，都是适当的。

男性在性生活中最好避免以下情况。

■ 手淫过度：尤其是未婚者，频繁手淫可能导致性功能障碍，泄精过多也容易肾虚。

■ 重复性生活：一夜多次重复性生活，性器官反复持久性充血，加上体力消耗大，久之易加重肾虚，造成性功能减退或障碍，并诱发前列腺疾病。

■ 强劳动或剧烈运动后行房：体力消耗过度之后再行房，会加重元气损伤，肾虚状况难以弥补和恢复。

■ 酒后行房：中医说"醉以入房，以欲竭其精"，说明酒醉后行房对肾精的损伤极大，也不利于优生优育，尤应避免。

■ 大病初愈时行房：大病、重病之后，身体要有一个恢复期，此时性生活不加节制的话，不易调补元气，不利于身体康复。

对于性生活频率的问题，古人的建议也可作为参考。唐代名医孙思邈在《备急千金要方》中说："人年二十者，四日一泄；三十者，八日一泄；四十者，十六日一泄；五十者，二十日一泄；六十者，闭精勿泄，若体力犹壮者，一月一泄。"

现代人营养状况和身体素质普遍提高，可根据自身情况适当增加。

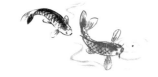

不同年龄的养肾法

男性的生命节律以"8"为周期，每8年有一次生理上的变化。按这个规律来养肾可以起到更好效果。

■ 一八（8岁）：补肾气，助阳气，促进生长。

■ 二八（16岁）：避免手淫及过早的性生活。如不注意守精，会妨碍身体长高。

■ 三八（24岁）：加强锻炼，防过劳和纵欲。

■ 四八（32岁）：生殖的最佳年龄，应补肾益精以助孕育。

■ 五八（40岁）：多休息，不熬夜，劳逸适度，防肾虚早衰。

■ 六八（48岁）：适当调补，滋阴壮阳，避免慢性病多发。

■ 七八（56岁）：需肝肾同补，延缓衰老，缓解气血衰退、筋骨乏力。

■ 八八（64岁）：固肾气，减缓肾精消耗，加强保暖，适当滋补，有助于防病和延年益寿。

女人养好肾，孕产顺利更年轻

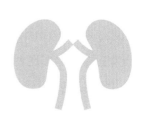

女人要调理好月经

肾虚不是男人专利，女人更要注重肾的保养。女人养肾不仅关乎自身健康，更由于女性承担母亲角色，有孕育生命的责任，肾气强弱也关乎下一代健康。

女人有经、带、孕、产、乳等问题，均与肾气有关。肾气充盈，可以保证月经规律正常，容易顺利怀孕、分娩，产后乳汁充足、恢复较快。

女人养肾的关键是要调理好月经。如果有月经不调、痛经、闭经、带下、肾炎及其他生殖系统疾病，多与肾虚有关，可通过饮食及药膳多加调养。

女性在月经期应加强腰腹部保暖，少食寒凉食物和冰镇冷饮，减少体力劳动，避免熬夜，保持好心情，可起到一定的养护作用。如有性冷淡、小腹虚冷、带下、面色苍白、宫寒不孕等问题，多为肾阳虚，可通过防寒保暖及进食温阳食物来调补。

如果女性肾阴不足，不仅容易月经异常，还会引起早衰，皱纹、白发多生、更年期提前，在容貌体态上比同龄人更显老。此类女性应注重滋补肾阴，尤其是45~55岁更年期前后的女性，尤应重视。

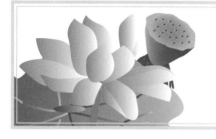

房事频繁、流产次数多，导致体内阳气过度损耗，也是女性肾虚的重要原因。女性应做好自我保护，尽量避免。

不同年龄的养肾法

女性的生命节律以"7"为周期，每7年有一次生理上的变化。按这个规律来养肾可以起到更好效果。

■ 一七（7岁）：应补肾升阳，增强体质，注意营养均衡，少食生冷寒凉的食物。

■ 二七（14岁）：肾气充足才能月经来潮，此时应增加营养，适度锻炼，畅通经络，调节情绪，保障初潮顺利来临。月经不规律者可适当调补气血。

■ 三七（21岁）：身体发育日益成熟，应劳逸结合，保障营养和睡眠，减轻压力，守护肾精，避免过早孕产或频繁流产。

■ 四七（28岁）：肾气最为旺盛，是怀孕分娩的最佳年龄，应调养好气血，补肾固精，保障月经规律正常，以助顺利孕产。

■ 五七（35岁）：肾气开始不足，会出现面色憔悴、头发脱落的情况，此时要补肾气，养肾阴。

■ 六七（42岁）：肾气进一步虚弱，衰老迹象明显，此时女性多身体发福，而过度节食减肥对保养肾气十分不利，反而会加快衰老，因此，减肥不宜过度。

■ 七七（49岁）：更年期前后女性会逐渐停经，肾阴亏虚十分明显，调养应以滋肾阴、退虚热、除烦躁、保持好心情为主。

日常护肾的好习惯

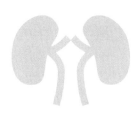

起居有常，适度有节

养肾需顺应大自然的规律，尽量做到每天作息有常，劳逸有度，不过劳、不熬夜、不纵欲、不暴饮暴食、不冷热失调、戒烟限酒。总之，日常生活适度有节，是养肾护肾最简单的方法。

每天不超过6克

盐

口味清淡，控制咸味

咸味入肾，适当吃咸对肾有益，但过食咸味则伤肾。《素问·生气通天论》中说："味过于咸，大骨气劳。"因此，日常饮食最好调味清淡些，若长期偏好过咸的重口味，容易伤肾、伤骨。尤其在冬季，如果咸味吃多了，会使本来就亢奋的肾水更加旺盛，从而伤害心脏，使各类心血管疾病高发。

健康成年人每日饮水量
1500~1700毫升

饮水有度

肾为水脏，有调节人体水液代谢的作用。日常饮水过多或过少，都会造成肾的功能受损。

饮水过多会加重尿频、水肿。反之，饮水过少，肾脏生成尿液减少，体内代谢废物不能及时排出体外，容易形成肾结石等疾患。

喝水以白开水和茶水为佳，少喝高糖饮料。饮料中的高糖、香精、色素等会增加肾的代谢负担，容易伤肾。

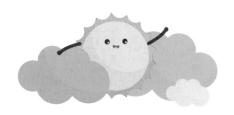

不憋尿，防感染

长期憋尿会伤及肾脏及膀胱，容易造成肾炎、膀胱炎、尿路感染、尿潴留等泌尿系统病变，诱发或加重肾虚尿频、尿急、尿不尽、尿失禁等症状。

反复感染也是伤肾的因素之一，不少抗感染药物都为肾代谢，用多了会导致肾功能异常。

适度锻炼有活力

通过锻炼，可以使人肾气充足，血流畅通，骨骼肌肉健壮，体态年轻，精神状态良好，免疫力提高，对缓解各类肾虚都有积极作用。锻炼最好在阳光下进行，对补肾助阳十分有益。

但锻炼也不宜过度，对于久坐不动的脑力劳动者应积极锻炼，但对于体虚年老、劳累体乏者还是以安静休息为主，切勿过度损耗阳气，以免加重肾虚。

保持开朗乐观

保持精神上的安宁、清静、乐观、愉悦，对人、对事不计较，少操心，多宽容，对养肾有意想不到的重要作用。可以说，心态对人的健康有直接影响，当人身心放松愉悦时，正气就会上升，免疫力也增强，可起到防病抗病、延缓衰老的养生效果。

不滥用药物和补品

有些止痛药、感冒药、抗感染药、镇定安眠药有肾毒性，不可滥用，使用时一定要遵医嘱，症状改善后应停用。此外，中药也不都是安全的，部分中药也会伤肾，所以，也不要随意服用市场上的各类保健补品，应在中医指导下选择，没有不适症状时切勿乱吃。

冬季是养肾的最佳时期

　　肾与冬气相通应，因此，冬季是调养各类肾虚证及肾脏疾病的最佳时期，效果也最好。《黄帝内经》中说："冬不藏精，春必病温。"就是说，冬季若不注重养藏肾精，如劳累损耗过度或精液频泄，来年春季必温病发作，这也是人体虚损、免疫力下降的必然结果。

　　那么，冬季应该怎么养肾？需要注意些什么呢？

饮食适当进补

　　冬季进补是传统养生方法，又称为"补冬"。尤其对于虚弱者，冬季进补功效卓著，对补益阳气、固本培元、防病强身、提高人体免疫力都有好处。

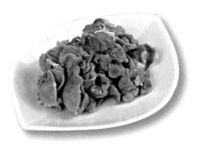

多食汤粥

　　冬季进补最好多食汤粥。汤粥比较温热，包容度也非常高，各类食材、药物都可以添加，做到软、烂、熟、热、口味清淡，营养成分能最大程度地分解，溶于汁液中，更有利于人体吸收。

常用补益食物

　　冬季滋阴壮阳均宜，以温补为最佳。可多吃羊肉、鸡肉、栗子、海参、核桃仁、黑芝麻、山药、枸杞子、甲鱼等食物补益，也可适当添加党参、西洋参、肉桂、五味子、杜仲等中药材。

"冬至"是进补最佳时间

"冬至一阳生"，冬至是自然界阴阳转换的时刻，此时阴气减退，阳气始生。从冬至（12月22日左右）到小寒（1月6日左右）的这15天，是人体补益阳气的最佳时机，尤其是肾阳虚者及老年虚弱人群不可错过。

冬季进补也不可过度，热性的肉类食物最好有节制地食用，否则容易燥热上火。

春节前后切勿暴饮暴食、酒肉失控，过度高蛋白饮食会给肾脏增加负担。

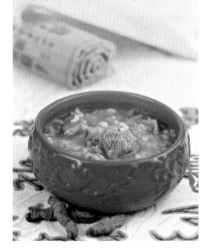

注意保暖，尤其是腰部

冬季养肾特别要注意防寒保暖，外出时，头颈、肩背、腰腹、膝盖、手足保暖，一个都不能少。其中，最重要的还是腰部保暖，尤其是肾阳虚者，容易四肢冰凉，腰部也常冒冷气，如若受寒，容易加重虚弱，并使腰痛、尿频、遗尿、尿失禁、水肿等症状加重。

外出时在腰部裹上一层保暖腰封是一个好办法，此外，也可以在腰部贴上暖宝宝。临睡前可用暖水袋热敷腰部。

避免过度耗散

《寿世保元》中说："精乃肾之主。冬季养生应节制房事，不能恣其情欲，伤其肾精。"比起其他季节，冬季在节欲方面应更加强一些，性生活频率更低一些，以减少精液耗泄。

"养精固本、休养生息"是冬季的养生之道，应牢记"冬季宜藏不宜散"的原则，避免重体力劳动、剧烈运动至大汗淋漓，否则会过度耗散精力、体力，不利于养肾。

饮食补肾，对证补益最养生

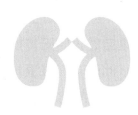

食疗胜药疗

肾虚多为长期积累成疾，切不可一听补肾就盲目服用壮阳大补药物，而应该根据自身情况，以饮食药膳疗法为首选，这也是我国特有的保健养生传统，与中医"治未病"的理念一脉相承。

食疗胜药疗，慢养胜猛药。通过日常制作药膳，将药食融合在一起，细水长流，对证滋补，既可以起到预防肾虚及改善肾虚症状的理想效果，又可避免所选药食的苦涩和副作用，是美味、健康可以兼得的补肾法。

药膳食疗不同于单纯的药物治疗，一般会选择药性比较和缓的药材，效果也并非立竿见影，需长期坚持食用才能见效。

药膳食疗对症状较轻微者效果好，而对于病情严重者，还需在专业药物治疗的前提下，把食疗作为辅助手段，切不可代替药物治疗。

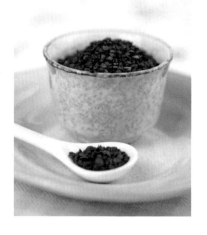

对证选择补益方法和食材

在选择食材及中药材时，关键是要对证。根据性别、年龄以及肾虚的不同类型，可以大体判断自身的肾虚状况，再选择相应的补益方法。肾阳虚者应选择温阳益气的材料，肾阴虚者应选择滋阴清热的材料，肾精亏虚者应选择补肾填精的材料，肾气不固者应选择固肾涩精的材料。

食材： 羊肉、山药、核桃仁、韭菜、大虾、肉桂、海参、桂圆、鸽肉、鹌鹑肉、栗子、蚕蛹等。

药材： 菟丝子、杜仲、肉苁蓉、锁阳、补骨脂、益智仁、淫羊藿、巴戟天等。

肾阳不足者 温阳益气

食材： 甲鱼、香菇、乌鸡、鸭肉、黑木耳、黑豆、枸杞子、桑椹、黑芝麻、牡蛎、墨鱼、银耳等。

药材： 熟地黄、何首乌、黄精、西洋参等。

肾阴不足者 滋阴清热

肾精亏虚者 补肾填精

食材： 枸杞子、黑芝麻、鸡蛋、猪腰、鳝鱼、牡蛎、干贝、海参、骨髓、核桃仁、黑豆等。

药材： 五味子、杜仲、党参、鹿茸、熟地黄、何首乌、阿胶等。

肾气不固者 固肾涩精

食材： 山药、莲子、芡实、栗子、核桃仁、猪肚、枸杞子、乌鸡、桂圆、大枣、香菇等。

药材： 山茱萸、覆盆子、五味子、金樱子、党参、西洋参等。

药食两用材料是首选

饮食中添加的材料以药食两用者为首选。这类材料既是食品，又是中药，长期食用也能保证安全，无毒副作用，可以放心食用，如山药、桑椹、枸杞子、莲子、芡实、黑芝麻、核桃仁、覆盆子等。

还有些材料属于有保健作用的中药，可在饮食中对证、适量添加，但应注意用量、用法和服用宜忌，不能随意或不限量地吃。这类药材有熟地黄、沙苑子、五味子、金樱子、巴戟天、肉苁蓉等。

黑色食物有利于补肾

黑色入肾，所以，黑颜色的食物是滋补肾阴、填补肾精的好材料，如黑芝麻、桑椹、黑木耳、黑米、黑豆、香菇、甲鱼、乌鸡等。日常多吃可延缓衰老、乌发明目、健脑益智，尤其对女性肾阴不足、阴虚内热、烦躁失眠、肌肤失养、头发早白者，有很好的调理作用。

以脏养脏有一定道理

我国民间有"吃什么补什么"的说法，或者说"以脏养脏"。如食用猪腰（肾）、羊腰（肾）等，对补肾益精、缓解肾虚乏力疲惫、腰痛、腿软等有一定的作用，其中又以羊腰效果更好。

胆固醇偏高者及痛风患者不宜多吃内脏类食物。

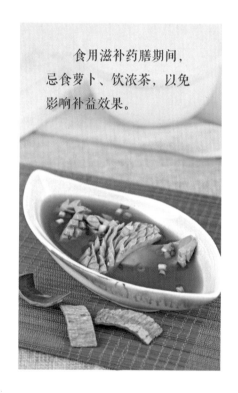

食用滋补药膳期间，忌食萝卜、饮浓茶，以免影响补益效果。

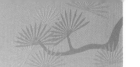

多吃种仁可固肾益精

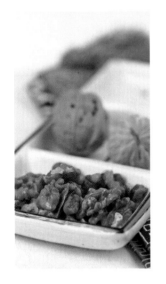

植物种仁是储备能源的精华库，是植物中能量最集中、最富含生命力的部分，因此，植物种仁具有增加能量、固肾益精的作用，如小米、芡实、莲子、核桃仁、栗子、枸杞子、五味子、桑椹等。因此，肾虚大便滑泻、小便不禁、尿频、夜尿多者，多吃植物种仁食物非常有益。

多吃血肉有情之品

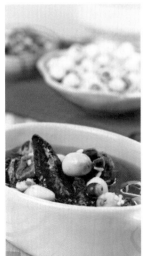

肾虚与后天的营养不良、不能弥补损耗亏虚有很大关系，因此，适当食用动物肉类是非常必要的，不建议过度节食或全素饮食。肉类可以提供充足的蛋白质、脂肪和铁、钙等必需元素，让人气血旺盛、精气饱满、髓海充盈，各类肾虚状况都会有所改善。

肾阳虚者可以选择比较温热的肉类，如羊肉、鸡肉、鹌鹑、大虾、鳝鱼、海参等，可以起到壮阳补虚的作用。肾阴虚者则应选择比较凉性的肉类，如鸭肉、甲鱼、鱼肉等，可以起到滋阴补血的作用。肾精亏虚者则可多吃猪腰、骨髓、牡蛎等，以补肾填精。

有严重肾病者要控制蛋白质的摄入，对动物性食品要有所限制，不可多吃。

古方常用的
补肾食材

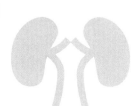

核桃仁

核桃仁也叫胡桃仁，味甘，性温，归肾、肺经。可补肾，温肺，润肠，健脑，常用于肾虚所致的腰膝酸软、阳痿遗精、虚寒喘嗽、大便秘结、尿频、脑力衰退、骨质疏松、须发早白等。常食核桃仁可延缓衰老，特别适合老年肾气日渐虚弱者。因其油性较大，又偏温热，故有痰火积热、阴虚火旺及肥胖多脂者不宜多吃。

枸杞子

枸杞子味甘，性平，归肝、肾经。可滋补肝肾，益精明目，抗老防衰。常用于肝肾不足所致的虚劳精亏、腰膝酸痛、眩晕耳鸣、内热消渴、血虚萎黄、目昏不明。人到中年以后，肾精皆有亏损，肝血也常不足，此时多食枸杞子，可补充精力，预防衰老，尤宜阴虚内热、劳乏体倦、免疫力低下者。外邪实热、脾虚有湿及泄泻者不宜多吃。

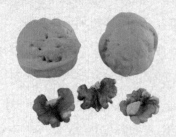

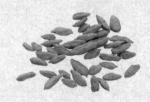

黑芝麻

黑芝麻也叫胡麻，味甘，性平，归肝、肾、大肠经。可补益肝肾，养血益精，润肠通便，常用于肝肾不足所致头晕眼花、腰脚痿软、骨质疏松、耳鸣耳聋、须发早白、肌肤干皱、肠燥便秘、脑力衰退等。肠滑腹泻者不宜多吃。

山药

山药也叫薯蓣、淮山。味甘，性平，归脾、肺、肾经。可健脾胃，固肾气，补肾精。常用于脾肺肾虚弱所致的久泻、喘咳、腰痛、遗精、带下、尿频、虚热消渴、骨质疏松、皮毛不泽、健忘等。男女老少皆宜。有实邪及便秘者不宜多吃。

栗子

栗子也叫板栗。味甘，性温，归脾、肾经。可养胃健脾，补肾强筋，常用于肾虚所致的久泻不止、膝腿软弱、腰痛、骨质疏松、筋骨酸痛、体弱乏力、小儿走路晚等。积滞、便秘者不宜多吃。

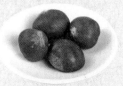

莲子

莲子也叫莲肉、莲米，味甘、涩，性平，归脾、肾、心经。可补脾益肾，涩精止泻，常用于脾肾不足所致久泻、遗精、崩漏、带下、淋浊、腰痛、筋骨疼痛、心悸失眠等。中满痞胀及大便燥结者不宜多吃。

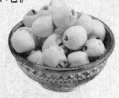

羊肉

羊肉味甘，性温，归脾、肾经。可健脾胃，壮肾阳，补虚损，暖腰腹，常用于虚劳羸瘦、虚寒腹痛、腰膝酸软冷痛、四肢不温。因其有一定的温肾壮阳作用，故适合肾阳不足所致阳痿、虚冷者，秋冬食用尤宜。外感时邪或内有宿热者不宜多吃。

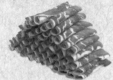

猪腰（腰子）

猪腰为猪的肾脏。味咸，性平，归肾经。可理肾气，填肾精，利膀胱，常用于肾虚所致的腰痛、身面水肿、遗精、盗汗、老人耳聋等。肾精亏虚、肾虚有热者尤宜。动物肾脏有"以形养形"之效，羊腰功效与之类似。

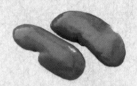

乌鸡

乌鸡也叫乌骨鸡，其皮、骨、肉俱黑，与普通鸡相比，养阴补血效果更好。乌鸡味甘，性平，归肝、肾经。可补肝肾，益气血，退虚热，常用于肝肾不足所致的阴虚潮热、骨蒸羸瘦、消渴、遗精、崩中带下、久痢、倦怠乏力。有实证、邪毒未清者不宜多吃。

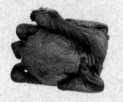

脊骨髓

脊骨髓指羊或牛的骨髓或脊髓。味甘，性平，归肺、肝、肾经。可益阴填髓，润肺泽肌，清热解毒，常用于虚劳羸弱、肾虚腰痛、骨蒸劳热、咳嗽、消渴、皮毛憔悴等。体虚者常食可令筋骨强壮、精力充沛。血脂偏高者不宜多吃。

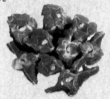

鳝鱼

鳝鱼也叫黄鳝，味甘，性温，归肝、脾、肾经。可补虚损，益气血，除风湿，强筋骨，常用于气血不足、虚劳少力、风寒湿痹、肾虚腰痛、腰膝酸软等。有虚热及外感病患者不宜多吃。

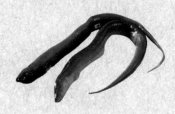

海参

海参也叫刺参，味咸，性平，归肾、肺经。可补肾益精，养血润燥，壮阳疗痿，常用于精血亏损、虚弱劳怯、肾虚阳痿、梦遗、腰痛、小便频数、肠燥便艰、咳嗽咯血等，尤宜中老年肾虚者滋补调养。脾虚不运、外邪未尽者不宜。

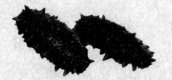

虾

虾味甘，性温，归肝、肾经。可补肾壮阳，补虚通乳，强筋壮骨，为一种强壮补精药，常用于肾虚阳痿、骨质疏松、腰腿痿弱无力、产后乳少等。带壳食用，补钙健骨效果更好。虾易动风发疮，过敏体质者不宜多吃。

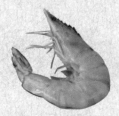

肉桂

肉桂也叫桂皮，味辛、甘，性大热，归肾、脾、心、肝经。可补火助阳，引火归元，散寒止痛，活血通经，常用于阳痿、宫冷、腰膝冷痛、肾虚作喘、阳虚眩晕、心腹冷痛、虚寒吐泻、寒疝、经闭、痛经等。内热、出血者及孕妇不宜。

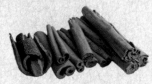

鸽肉

鸽肉味咸，性平，归肝、肾经。可滋肾益气，补精疗虚，去风解毒，为补精与气之要药，常用于精亏气弱、虚羸日久、消渴、肠风下血、妇女血虚经闭、恶疮疥癣等。其中，白鸽助生阳气、增强性机能的效果更佳。

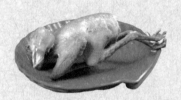

鸭肉

鸭肉是凉补气血、滋阴除热、健脾利湿的佳品，适合阴虚内热者调养，常用于劳热骨蒸、咳嗽、水肿，尤宜脾肾阴虚者，既可补虚弱、增力气，又可避免生热上火。外感未清、脾虚便溏、肠风下血者不宜多吃。

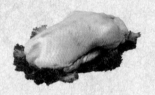

甲鱼

甲鱼也叫鳖，味咸，性平，归肝、肾经。是传统大补阴血之品。可滋肝肾之阴，清虚劳之热，常用于骨蒸劳热、羸瘦、腰痛、阴虚血热、久疟久痢、崩漏、带下等。脾胃阳虚、便溏者及孕妇不宜多吃。

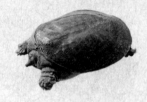

桑椹

桑椹，味甘、酸，性寒，归肝、肾经。可补益肝肾，养血安神，聪耳明目，生津润肠，常用于肝肾不足、血虚精亏所致头晕目眩、腰酸耳鸣、须发早白、失眠多梦、消渴、肠燥便秘等。脾胃虚寒便溏者不宜多吃。

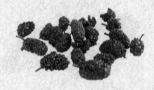

龙眼肉

龙眼肉也叫桂圆，味甘，性温，可补益心脾，养血安神，常用于气血不足、血虚萎黄、虚劳羸弱、神经衰弱、健忘失眠、心悸怔忡、月经不调、崩漏等，尤宜女性产后虚损及更年期心肾不交者。外感实邪、内有痰火及湿滞停饮者不宜多吃。

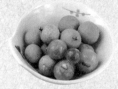

韭菜

韭菜也叫起阳草、壮阳草。味辛、甘，温性，可温中行气，壮阳补虚，健胃解毒，常用于肾阳虚弱、心腹及腰膝冷痛、遗精梦泄、尿血、噎膈反胃等。阴虚内热及疮疡、目疾患者不宜多吃。

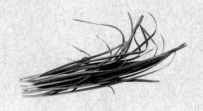

黑大豆

黑大豆也叫黑豆、乌豆，味甘，性平，归脾、肾经。可健脾益肾，滋阴活血，利水下气，祛风解毒，常用于肾虚消渴、小便不利、遗尿、水肿胀满、肾虚腰痛、风痹筋挛、痈肿疮毒等。便溏腹泻者不宜。

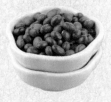

芡实

芡实也叫鸡头米，味甘、涩，性平，归脾、肾经。可益肾固精，补脾止泻，祛湿止带，常用于脾肾亏虚所致的梦遗滑精、遗尿、尿频、久泻、白浊、带下、湿痹腰脊膝痛等。食滞不化、小便不利、便秘者不宜多吃。

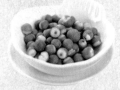

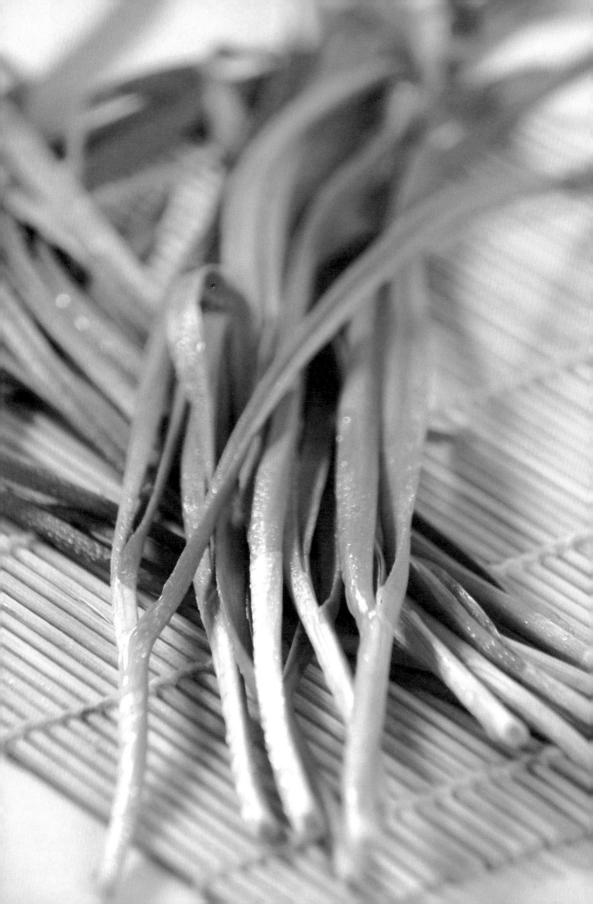

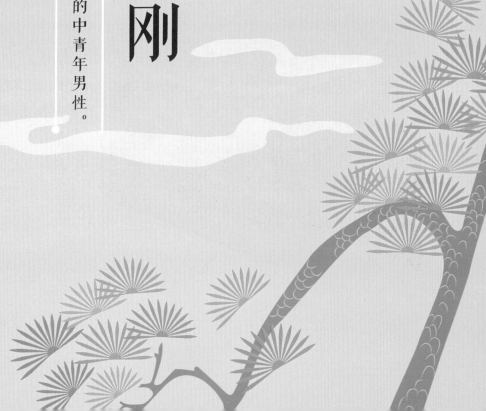

贰

男人补肾，壮阳起痿更阳刚

用于性功能障碍、阳痿、遗精、早泄、不育的中青年男性。

肉苁蓉羊肉粥

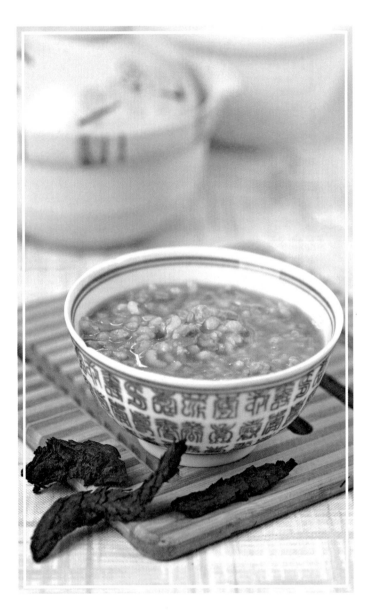

[出处]

《药性论》。

[功效]

补肾阳，益精血，健脾胃，用于肾阳虚衰、精血不足所致男子阳痿、遗精、腰痛、尿频，也可用于女子肾虚不孕。

[材料]

羊肉、粳米各100克，肉苁蓉15克。

[调料]

盐、胡椒粉各少许。

［做法］

1 将肉苁蓉洗净后切碎，放入砂锅中，加适量水煎煮30分钟，去渣取汁，备用。

2 羊肉洗净，去筋膜，剁成馅。

3 粳米淘洗干净，放入锅中，倒入肉苁蓉煎汁，补足水分，煮至粥稠。

4 放入羊肉馅，搅匀，再煮沸时加入盐和胡椒粉调味即成。

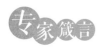

此粥是壮阳常用方。《药性论》中说此方"补精败，面黑劳伤"。《本草图经》中说肉苁蓉："合山芋、羊肉作羹，极美好，益人，食之胜服补药。"

肉苁蓉补肾壮阳，羊肉健脾补虚，温中暖下，益肾气，强阳道。此粥适宜肾阳虚所致阳痿、遗精、早泄、不孕不育者。老年肾虚腰痛、尿频、夜尿多、大便燥结者以及体质羸弱、劳倦内伤、畏寒怕冷、四肢欠温、脘腹冷痛者也宜食用。

此粥食性温热，性功能亢进、体质燥热、大便溏薄者不宜。

肉苁蓉是常用补肾益精药。其味甘、咸，性温，归肾、大肠经。可补肾助阳，益精养血，润肠通便，多用于肾阳亏虚、精血不足、男子阳痿、早泄、女子宫冷不孕、腰膝酸痛、痿软无力、肠燥便秘等。

《神农本草经》说它"主五劳七伤，补中，除茎中寒热痛，养五脏，强阴，益精气，妇人癥瘕"。

《日华子本草》说它"治男绝阳不兴，女绝阴不产，润五脏，长肌肉，暖腰膝，男子泄精，尿血，遗沥，带下阴痛"。

《本草汇言》中说："肉苁蓉，养命门，滋肾气，补精血之药也。男子丹元虚冷而阳道久沉，妇人冲任失调而阴气不治，此乃平补之剂，温而不热，补而不峻，暖而不燥，滑而不泄，故有从容之名"。

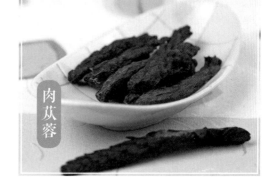

肉苁蓉

锁阳粥

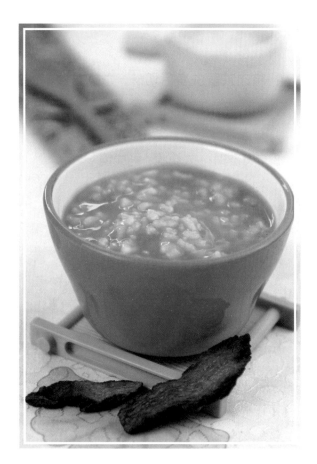

〔出处〕

《本草求真》。

〔功效〕

兴阳固精，用于肾虚阳痿、
早泄、遗精、不育、腰膝酸软、
筋骨痿弱、肠燥便秘等。

〔材料〕

锁阳30克，粳米100克。

〔做法〕

将锁阳切碎，装入料包，放
入砂锅中，加水煎汤。拣出
锁阳料包，在汤中加入粳
米，煮至粥成即可。

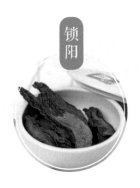

锁阳

专家箴言

锁阳可补肾助阳，润肠通便，因其有锁精
壮阳的功效而得名。此药既可助阳，又可补阴，
是阴阳双补的良药，可用于阳痿、滑精、腰膝
痿软、肠燥便秘等。《本草求真》说它"凡阴
气虚损，精血衰败，大便燥结，治可用此以啖，
并代苁蓉，煮粥弥佳"。《本草蒙筌》说它：
"补阴血虚羸。兴阳固精，强阴益髓。"

阴虚阳亢、腹泻、便溏、实热便秘者不宜
多吃。

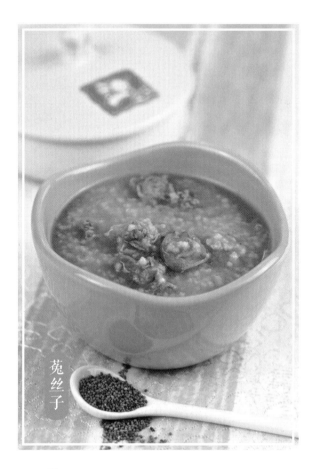

菟丝子

鸡肝菟丝粟米粥

[出处]

《太平圣惠方》。

[功效]

补肾气，强腰膝，益精血，用于五劳七伤、气血虚弱。

[材料]

鸡肝50克，菟丝子20克，粟米（小米）100克。

[做法]

1 粟米淘洗干净，鸡肝切片备用。

2 将菟丝子装入调料包，放入砂锅，加适量水，小火煮30分钟。

3 去掉调料袋，倒入粟米，煮至粥稠，放入鸡肝滑散，再煮沸即成。

专家箴言

菟丝子可补肾阳，益肾精，固精缩尿，常用于男子阳痿遗精、肾虚腰痛、遗尿、尿频、腰膝酸软、女子肾虚胎漏、先兆流产等。

菟丝子搭配益肝养血的鸡肝、益肾和中的小米，补肾养血的效果更好。适于中老年人肝肾皆虚所致腰痛及性功能下降者，气血两亏、气短体弱、精力不足、慢性疲劳者也宜食。

阳亢不痿及有上火症状者不宜多吃。

韭合

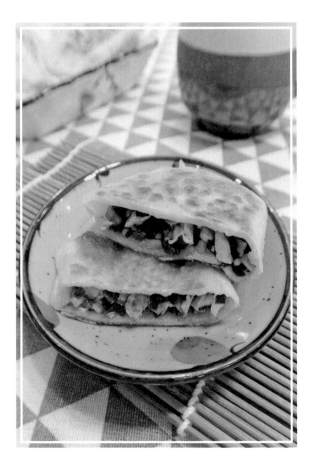

〔出处〕

《随园食单》。

〔功效〕

益阳补精，暖身健体，用于肾阳亏虚、阳痿、腰酸痿弱、虚寒腹痛。

〔材料〕

猪肉馅120克，鸡蛋2个，韭菜250克，面粉250克。

〔调料〕

盐适量。

〔做法〕

1 将鸡蛋炒熟，切碎；韭菜择洗净，切碎，和猪肉馅加盐、植物油拌成馅料。

2 面粉加水和成面团，静置30分钟。

3 将饧好的面擀成面皮，包入馅料，制成韭合生坯，放入饼铛，两面烙熟即成。

专家箴言

韭菜有起阳草、壮阳草之称，可补肾温中，行气散瘀，常用于肾虚阳痿、里寒腹痛、噎膈反胃、胸痹疼痛等。《本草拾遗》说它"温中，下气，补虚，调和腑脏，令人能食，益阳"。《日华子本草》说它"止泄精尿血，暖腰膝，除心腹痼冷、胸中痹冷、痃癖气及腹痛等"。

阴虚内热及疮疡、目疾者不宜多食韭菜。

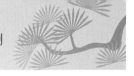

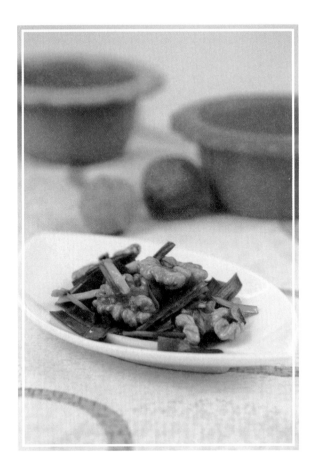

韭菜炒核桃

〔出处〕

《方脉正宗》。

〔功效〕

温阳固肾，用于阳虚肾冷、阳道不振、腰膝冷痛、遗精梦泄。

〔材料〕

核桃仁60克，韭菜180克。

〔调料〕

盐适量，胡椒粉少许。

〔做法〕

1 将韭菜择洗干净，沥水，切成3厘米长的段。

2 炒锅中倒油烧热，放入核桃仁，炒至微黄，放入韭菜段，大火翻炒出香味时，放入盐和胡椒粉，炒匀即可。

专家箴言

　　核桃仁也叫胡桃仁，有补肾固精的功效，可用于肾阳虚所致阳痿、遗精、尿频、腰痛腿软、大便燥结等。《医林纂要》说它"补肾，润命门，固精"。《本草从新》说它"治痿，强阴"。核桃仁搭配补肾壮阳的韭菜，可起到温阳固肾、增强性功能的作用。老年肾虚腰痛、虚寒冷痛、习惯性便秘者也宜食用。

　　体质燥热、阴虚火旺、腹泻、便溏者不宜多吃。

韭杞虾

〔出处〕

民间验方。

〔功效〕

补肾壮阳，益精养血，用于肾阳虚衰、精血不足所致阳痿、遗精、早泄、腰膝酸软、手足不温。

〔材料〕

大虾150克，韭菜100克，枸杞子15克。

〔调料〕

生姜片15克，料酒20克，盐适量。

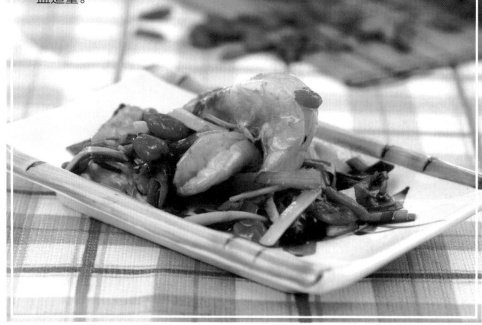

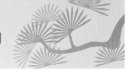

[做法]

1　将大虾挑去沙线，洗净；韭菜择洗干净，切成3厘米长的段；枸杞子用水泡软。

2　炒锅中倒入油烧热，下姜片炒香，放入大虾，炒至变色，烹入料酒。

3　将枸杞子连同泡水一起倒入锅中，中火烧5分钟，将汁收干后放入韭菜段。

4　大火快速翻炒，待韭菜炒软，加盐调味即成。

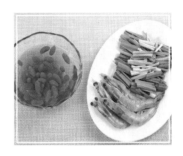

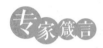

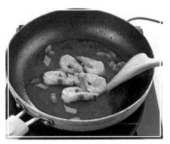

虾味甘，性温，可补肾壮阳，为一种强壮补精药，用于肾虚、阳痿、腰脚痿弱无力。《本草纲目》说它"壮阳道"。

韭菜兴阳起痿，温中暖下，用于肾虚阳痿、虚寒腹痛等。

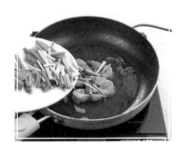

枸杞子滋补肝肾，益精明目，常用于肝肾不足、腰膝酸痛、眩晕耳鸣、血虚萎黄、目昏不明等。《药性论》说它"能补益精诸不足，易颜色，变白，明目，安神"。《本草纲目》说它"滋肾，润肺，明目"。

韭菜、大虾都是补肾阳的食材，搭配补肾阴的枸杞子，可阴阳同补，尤宜肾阴阳两虚、性功能下降、男性阳痿、遗精、早泄者常吃。

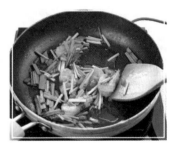

韭菜、大虾均为发物，阳亢、阴虚内热及有疮疡、目疾者不宜多吃。

虫草补虚肉

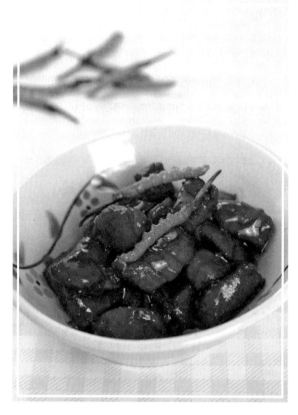

〔出处〕

《云南中草药》。

〔功效〕

补虚损，益精气，用于阳痿、遗精、贫血、劳咳等。

〔材料〕

猪瘦肉 250 克，冬虫夏草 5 克。

〔调料〕

葱段、姜片各10克，料酒、酱油、盐、白糖各适量。

〔做法〕

1 猪瘦肉洗净，切块，焯水。

2 炒锅上火烧热，倒入油，至六成热时下葱段、姜片炒香，放入肉块略煸炒，加入冬虫夏草、料酒、酱油、白糖和适量水，小火煮1小时，放入盐，大火收浓汁即可。

专家箴言

冬虫夏草可补虚损，益精气，常用于阳痿、遗精、腰膝酸痛、病后久虚不复。《药性考》说它"秘精益气，专补命门"。《云南中草药》说它"补肺，壮肾阳"。猪肉滋阴润燥，疗补虚损，尤宜虚劳羸瘦者补益。《备急千金要方·食治方》说它"宜肾，补胃气虚竭"。此方尤宜中老年人肾虚痿弱、阳痿、遗精者食用。

有表邪者不宜多吃。

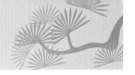

猪肾枸杞羹

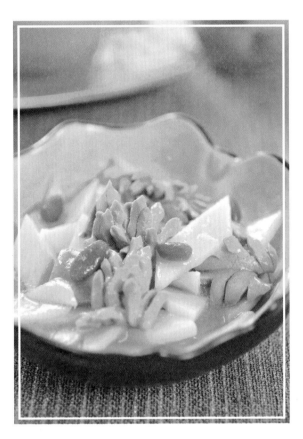

〔出处〕

《经验方》。

〔功效〕

补肾阳，添精血，用于阳痿
羸瘦、肾虚腰痛、遗精、盗
汗、精衰少力。

〔材料〕

猪肾150克，鲜山药100克，
枸杞子20克，葱花少许。

〔调料〕

淀粉、盐、胡椒粉各适量。

〔做法〕

1 将猪肾切花刀，焯水；鲜
山药去皮，洗净，切片。

2 锅中倒入油烧热，下葱花
炝锅，放入山药片、枸杞
子，加水煮10分钟，放
入腰花，加盐、胡椒粉调
味，勾芡即成。

专家箴言

　　猪肾也叫猪腰子，可补肾益阳，是补肾
虚的常用品，用于肾虚腰痛、遗精、盗汗、
老人耳聋、身面水肿等。《名医别录》说它
"和理肾气，通利膀胱"。

　　枸杞子滋补肝肾，益精明目。山药固肾
益精，益气补虚，尤宜肾虚遗精者。二者搭
配猪肾，可补肾强身，益气固精，对肾阳虚
衰、虚劳精亏、肾虚腰痛、遗精者均有补益
作用，是抗衰老的保健佳品。

　　外邪实热者不宜食用。

煮泥鳅

〔出处〕

《濒湖集简方》。

〔功效〕

补中，益肾，祛湿，用于男子阳痿、不育。

〔材料〕

泥鳅250克，豆腐150克，葱段、姜片、香葱末各适量。

〔调料〕

料酒、盐、胡椒粉各适量。

〔做法〕

1 泥鳅处理干净，切成两段；豆腐切块。

2 锅中倒油烧热，下葱段、姜片，炒出香味，放入泥鳅，煸炒至变色，烹入料酒，加水煮沸，放入豆腐，中火炖煮至汤色浓白，加盐、胡椒粉调味，撒上香葱末即成。

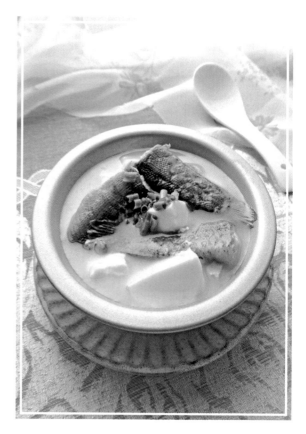

专家箴言

　　泥鳅可补益脾肾，补中气，祛湿邪，常用于阳痿、消渴、疮癣、黄疸型肝炎等。中青年男性常食泥鳅，可改善阳痿不举之症，并有助于提高精子质量，促进生育。

　　《医学入门》说泥鳅"补中，止泄"。《本草纲目》说它"暖中益气，醒酒，解消渴"。《濒湖集简方》中记载："治阳事不起，泥鳅煮食之。"

　　泥鳅与虾同煮汤，也是治阳痿良方。

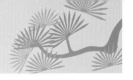

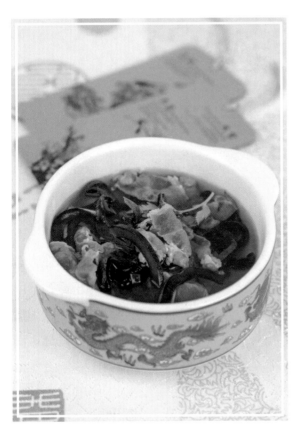

海参羊肉汤

[出处]

《随园食单》。

[功效]

补肾益精，滋阴壮阳，用于阳痿、遗精、尿频、虚劳。

[材料]

水发海参、精羊肉各100克，香菜段适量。

[调料]

盐、胡椒粉各适量。

[做法]

1 精羊肉洗净，切成薄片；水发海参切成丝。

2 锅中倒入水烧开，放入海参煮10分钟，倒入羊肉片滑散，煮沸时撇去浮沫，加调料调味后盛入碗中，撒上香菜段即成。

专家箴言

　　海参可补肾益精，养血润燥，常用于精血亏损、虚弱劳怯、阳痿、梦遗、尿频、肠燥便秘。《本草从新》说它"补肾益精，壮阳疗痿"。《食物宜忌》说它"补肾经，益精髓，消痰涎，摄小便，壮阳疗痿"。羊肉可益肾气，强阳道，用于虚劳羸瘦、虚冷阳痿。二者合用，补肾壮阳作用更强，尤宜中老年肾虚体弱、阳痿、遗精、尿频、腰腿酸痛者。

　　外感时邪或内有宿热者不宜多吃。

巴戟天苁蓉鸡

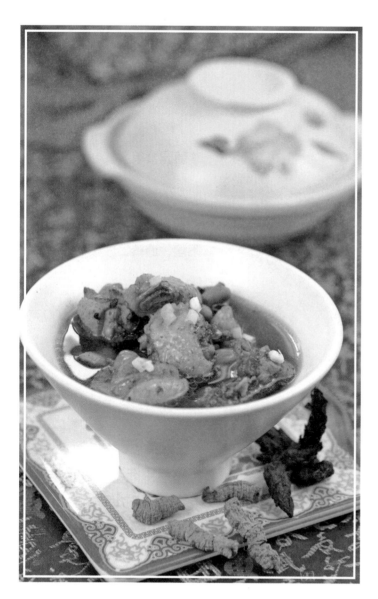

〔出处〕

民间验方。

〔功效〕

补肾阳，益精血，健脾胃，用于肾阳虚所致性功能下降、阳痿精衰、肾虚腰痛、虚劳羸弱、筋骨痿软。

〔材料〕

仔鸡500克，巴戟天、肉苁蓉各15克。

〔调料〕

料酒20克，香葱末、盐各适量。

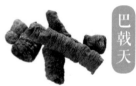

巴戟天

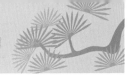

[做法]

1 将仔鸡剁成小块，入冷水锅中加热焯烫一下，捞出，洗净。

2 将巴戟天、肉苁蓉装入料包内，封好口。

3 仔鸡块放入锅中，加适量水煮沸，撇去浮沫，加料酒和料包，小火煮1小时。

4 去除料包，加盐调味，盛入碗中，撒上香葱末即可。

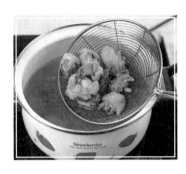

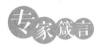 专家箴言

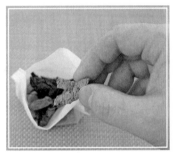

巴戟天为温肾壮阳的常用药，可补肾阳、强筋骨，常用于阳痿、遗精、尿频、宫冷不孕、少腹冷痛、风湿痹痛、筋骨痿软等。《神农本草经》说它"主大风邪气，阴痿不起，强筋骨，安五脏"。《本草求真》说它为"补肾要剂，能治五劳七伤，强阴益精"。《本草通玄》说它"肾家血分药也，强筋骨，起阴痿，益精气，止遗泄"。《药性论》说它"治男子夜梦，鬼交泄精，强阴。"

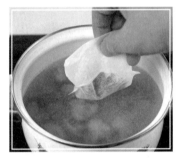

巴戟天与补肾阳的肉苁蓉、益精血的鸡肉合用，尤宜肾虚腰痛、阳痿精衰、气血两亏、免疫力低下的中老年人。体质虚寒、手脚常冰冷、气血不足者也宜食用。

此方偏温热，暑热季节以及热病患者、阳亢者不宜食用。

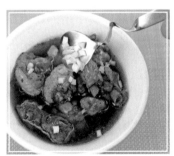

五子鹌鹑肉

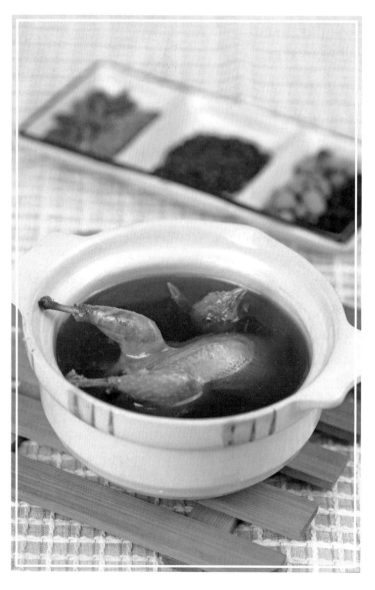

〔出处〕

民间验方。

〔功效〕

补肾壮阳，益气固精，增强体质，用于肾虚气衰所致阳痿、早泄、不育。

〔材料〕

鹌鹑1只，韭菜子、枸杞子、菟丝子、覆盆子、五味子各15克。

〔调料〕

料酒20克，盐适量。

[做法]

1 将鹌鹑去毛，剖除内脏，洗净。

2 将五子（韭菜子、枸杞子、菟丝子、覆盆子、五味子）装入料包，封好口。

3 将鹌鹑入冷水锅中加热，焯烫一下，捞出，洗净备用。

4 把鹌鹑放入锅中，加适量水煮沸，加入料酒和盐，放入料包，小火煮1小时，除去料包，连汤带肉一起盛出食用。

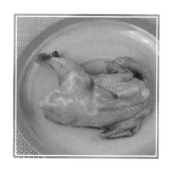

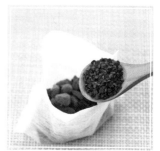

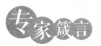

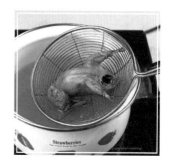

鹌鹑肉可补五脏，益中气，温肾助阳，强健筋骨，有"动物人参"之称，男性食用可健壮体魄，增强性功能。

韭菜子温补肝肾，壮阳固精，常用于阳痿遗精、腰膝酸痛、尿频、带下。枸杞子滋补肝肾，益精明目，适合虚劳精亏、腰膝酸痛者。菟丝子滋补肝肾，固精缩尿，可改善肾虚阳痿、遗精、尿频、腰膝酸软。覆盆子益肾，固精，缩尿，常用于肾虚阳痿、早泄、遗精、遗尿。五味子滋肾、涩精，适合梦遗滑精、尿频、久泻者。

此汤是滋补强壮的保健良方，适合虚羸乏力、体弱多病者常食，肝肾不足或肾阳虚衰、肾气不固所致阳痿、遗精、早泄、腰膝酸软、腹泻者尤宜。

阴虚火旺、阳亢、便秘者不宜多吃。春季不宜多吃鹌鹑，以免助生肝风。

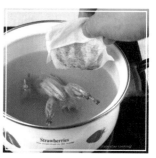

抗痿桃蛹

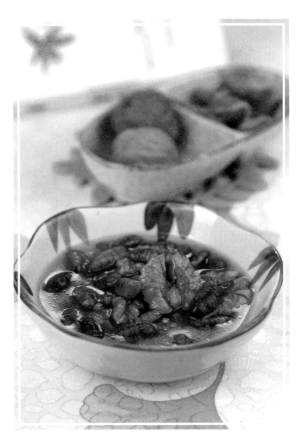

〔出处〕

民间验方。

〔功效〕

补肾壮阳，填精养血，用于肾阳虚所致阳痿、遗精、早泄、腰膝酸软、夜尿频多。

〔材料〕

核桃仁30克，蚕蛹15克。

〔调料〕

鸡高汤、盐各适量。

〔做法〕

1 炒锅倒油烧热，放入核桃仁，火炒至微黄盛出。

2 再倒入油烧热，放入蚕蛹，炒至将要爆裂时盛出。

3 炒好的核桃仁和蚕蛹放入蒸碗，加鸡高汤和盐，上蒸锅，大火蒸30分钟即成。

专家箴言

蚕蛹有温阳补肾、祛风除湿的功效，适用于肾阳亏虚、阳痿、遗精、风湿痹痛等。《医林纂要》说它"和脾胃，祛风湿，长阳气"。核桃仁温肾助阳，润燥生精，强筋健骨，为"温补命门之药"。

此方可益精助阳，改善肾阳虚所致的性功能下降，也适合中老年腰膝酸软、夜尿频多、瘦弱乏力、免疫力低下者。

阳亢不痿、阴虚火旺者不宜多吃。

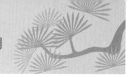

五子衍宗茶

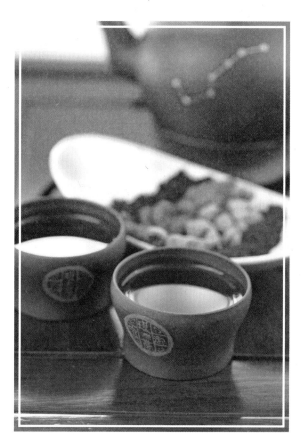

[出处]

《医学入门》。

[功效]

补肾益精，提高生殖能力，促进生育，用于肾虚阳痿、遗精、早泄、不育。

[材料]

菟丝子240克，枸杞子、覆盆子各120克，炒车前子60克，五味子30克。

[做法]

1 将5种药品分别研成细末，混合，封存备用。

2 每次取15~30克混合粉，装入茶袋，放入壶中，以沸水冲泡，加盖闷15~20分钟即可饮用。

专家箴言

此方与"五子衍宗丸"异曲同工，是治疗男性不育的名方。主材为菟丝子，《本经逢原》说它"其功专于益精髓，坚筋骨，止遗泄，主茎寒精出，溺有余沥，去膝胫酸软，老人肝肾气虚，腰痛膝冷"。其他四子也皆有益精固涩、止滑泄的作用。五子合用，可增强男性生殖能力，提高精子质量。体弱乏力、腰酸膝软、尿频、早衰者也宜饮用。

脾湿蕴中及下焦湿热者不宜饮用。

淫羊藿枸杞核桃茶

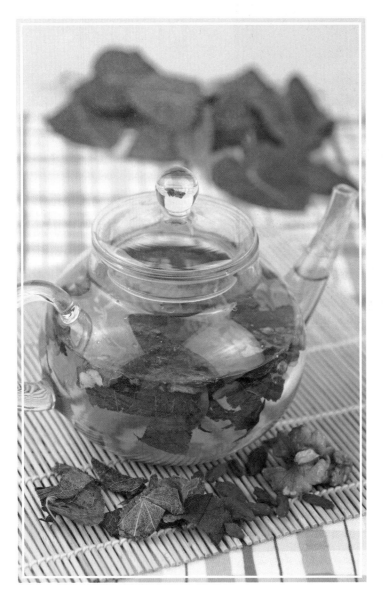

〔出处〕

民间验方。

〔功效〕

补肾壮阳，用于肾气不足所致阳痿、早泄、遗精、虚冷不育、尿频、遗尿、失眠、健忘，老年阳衰者尤宜。

〔材料〕

淫羊藿、枸杞子、核桃仁各10克。

〔做法〕

将淫羊藿、枸杞子、核桃仁一起放入茶壶中，冲入沸水，闷泡20分钟后饮用。

专家箴言

淫羊藿也叫仙灵脾，有补肾壮阳、强筋壮骨、祛风除湿的功效，常用于阳痿、早泄、遗精、筋骨痿软、风湿痹痛，兼疗冠心病、神经衰弱、更年期高血压等，是一味十分重要的补肾药。

现代研究证实，淫羊藿对男子性功能有一定影响。淫羊藿提取液具有雄性激素样作用，效力相当于微量睾丸素，有促进精液分泌及兴奋性欲的催淫作用。其中，以淫羊藿的叶及根部作用最强。

枸杞子"补益精气，强盛阴道"，滋补肝肾，用于虚劳精亏、腰膝酸痛。核桃仁补肾助阳，常用于阳痿遗精、肾虚腰痛、腰膝酸软等。二者与淫羊藿一起泡饮，温补肾阳的作用更强，适合肾阳虚所致诸症者调养，老年阳衰者可长期代茶饮。

阴虚火旺、强阳不痿者不宜饮用。

《神农本草经》说淫羊藿"主阴痿（即阳痿）、绝伤、茎中痛，利小便，益气力，强志，令人有子"。

《日华子本草》说它"治一切冷风劳气，补腰膝，强心力，丈夫绝阳不起，女子绝阴无子，筋骨挛急，四肢不任，老人昏耄，中年健忘"。

《医学入门》说它"补肾虚，助阳"。

《本草纲目》说它"能益精气，真阳不足者宜之"。

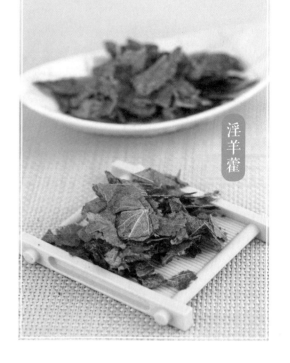

淫羊藿

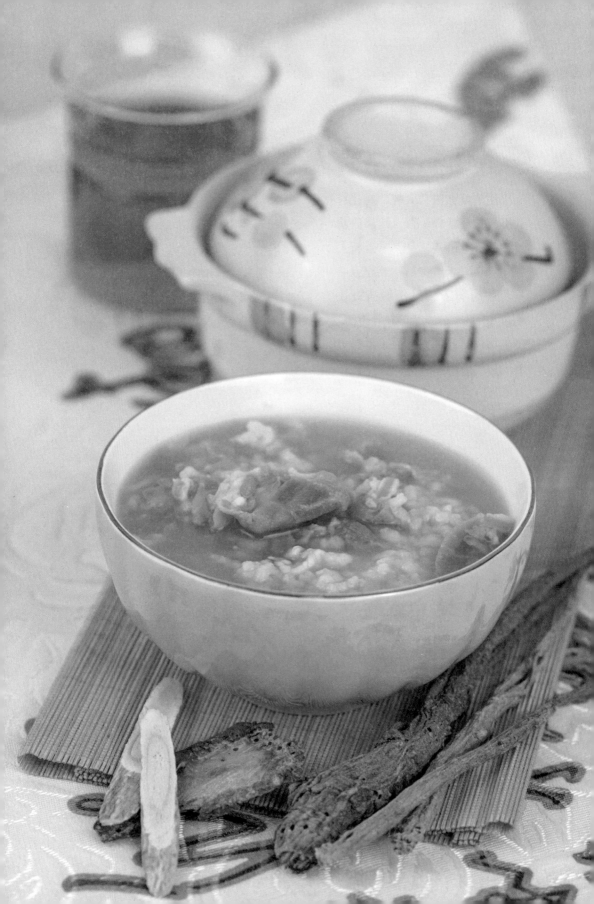

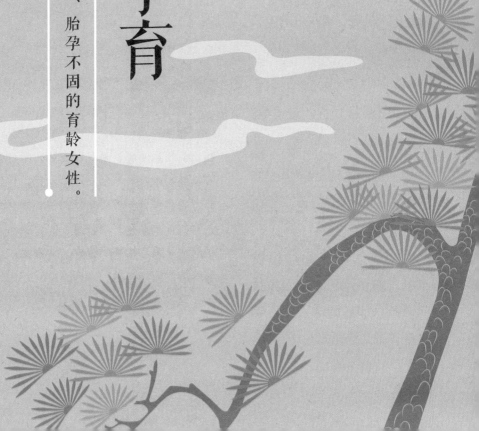

叁

女人养肾，宫暖血旺好孕育

用于性冷淡、月经不调、闭经、宫寒不孕、胎孕不固的育龄女性。

安胎鲤鱼粥

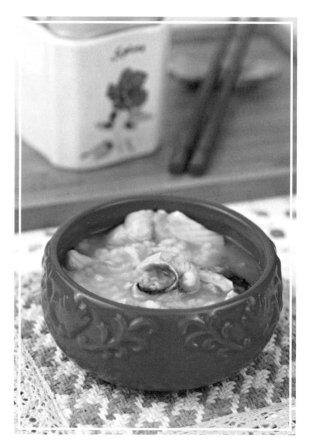

〔出处〕

《太平圣惠方》。

〔功效〕

健脾，安胎，用于妊娠胎动不安、胎漏下血、妊娠水肿。

〔材料〕

鲤鱼肉150克，糯米100克，葱花少许。

〔调料〕

料酒、淀粉各10克，盐适量。

〔做法〕

1 糯米淘洗干净；鲤鱼肉洗净，切片，用料酒、淀粉抓匀上浆。

2 锅中倒入糯米，加适量水，煮至粥稠时放入鱼片滑散，加盐调味，盛入碗中，撒上葱花即成。

专家箴言

鲤鱼味甘，性平，归脾、肾经。可健脾和胃，利尿消肿，通乳，安胎，常用于胎动不安、妊娠水肿、产后乳汁不通等，且能补充营养，安和脾胃，改善孕早期易吐少食的状况，尤宜妇女孕期及产后食用，能为顺利孕产保驾护航。《本草拾遗》说它"主安胎。胎动、怀妊身肿，为汤食之"。

风热者慎食鲤鱼。

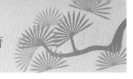
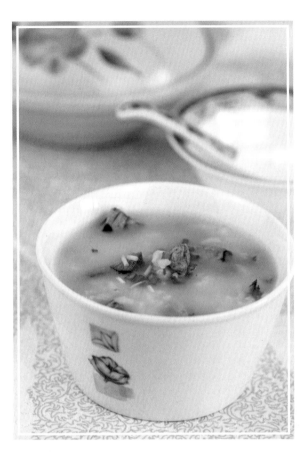

乌鸡糯米粥

〔出处〕

《太平圣惠方》。

〔功效〕

补肾安胎，用于肾虚胎气不固、妊娠胎动不安。

〔材料〕

乌鸡肉150克，糯米100克，姜片15克，香葱末少许。

〔调料〕

料酒15克，盐适量。

〔做法〕

1 糯米淘洗干净；乌鸡肉洗净，切块，焯水。

2 锅中放入乌鸡块，加适量水烧开，放入姜片、料酒，煮20分钟。

3 拣出姜片，倒入糯米，煮至粥稠时加盐调味，撒上香葱末即成。

专家箴言

乌鸡也叫乌骨鸡，其骨、肉皆为黑色，比普通鸡肉营养价值更高，补益功效更强。乌鸡味甘，性平，归肝、肾经。可补肝肾，益气血，退虚热，常用于阴虚潮热、虚劳骨蒸羸瘦、消渴、遗精、带下、滑泄。《本草纲目》说它"补虚劳羸弱，治消渴，中恶，益产妇，治女人崩中带下虚损诸病"。妇女产前产后均宜食用，以补气血，安胎产。

有实证、邪毒未清者不宜食用乌鸡。

当归羊肉粥

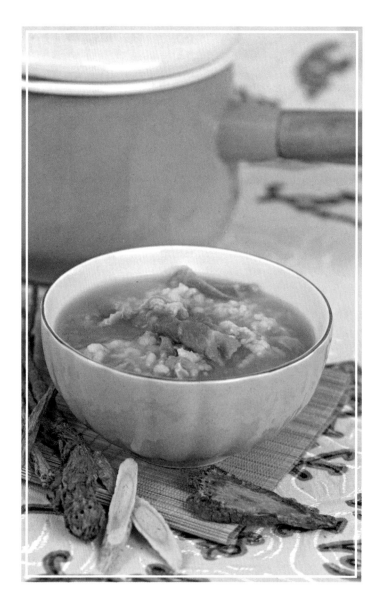

〔出处〕

《济生方》。

〔功效〕

补气养血，用于气血不足所致虚寒冷痛、女性宫寒、月经不调、痛经、经闭。

〔材料〕

羊肉150克，粳米100克，当归、黄芪、党参各15克。

〔调料〕

盐、胡椒粉各适量。

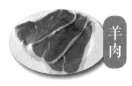

羊肉

〔做法〕

1 将羊肉切片；当归、黄芪、党参放入锅中，加适量水，煎煮后过滤取汤汁。

2 汤汁中倒入粳米，补足水分，煮至粥稠时放入羊肉片，滑散，再煮沸时加盐、胡椒粉调味即成。

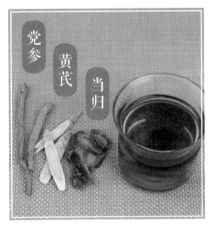

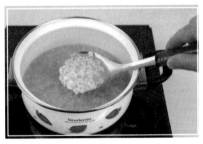

专家箴言

当归是常用补血活血药，能补血虚，化血瘀，调经止痛，可用于血虚萎黄、眩晕心悸、月经不调、经闭痛经、虚寒腹痛等，尤宜女性调养气血，做好孕育准备。《神农本草经》中说"妇人漏下，绝子，诸恶疮疡金疮，煮饮之"。《药性论》说它"破宿血，主女子崩中，下肠胃冷，补诸不足，止痢腹痛。单煮饮汁，治温疟，主女人沥血腰痛"。现代研究证实，当归有兴奋子宫的作用，对月经不调、痛经、子宫发育不良、慢性盆腔炎等妇科疾病均有一定疗效。

党参、黄芪皆为补气药，与补血的当归合用，可起到气血双补的作用，尤宜气血两亏者补益。

羊肉健脾益气，补虚助阳，温中暖下，可用于虚劳羸瘦、腰膝酸软、产后虚冷、虚寒腹痛。《备急千金要方·食治方》说它"主暖中止痛，利产妇"。羊肉搭配生姜，可加强温中止痛的效果，有利于缓解虚寒所致的腰腹痛。

当归有兴奋子宫的作用，故孕妇不宜食用。有实邪、内热火盛者也不宜食用。

艾叶肉桂粥

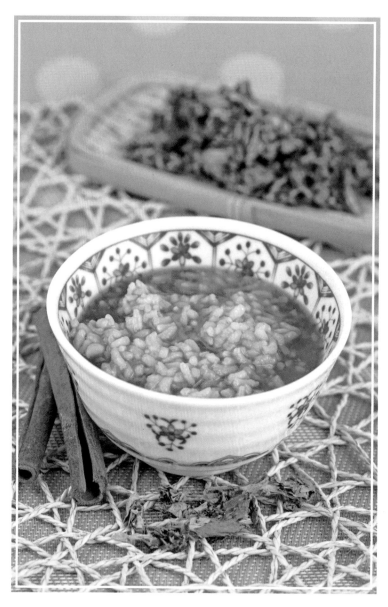

〔出处〕

民间验方。

〔功效〕

暖宫促孕，用于子宫虚冷所致腰腹冷痛、不孕。

〔材料〕

陈艾叶10克，肉桂5克，粳米100克。

〔调料〕

红糖20克。

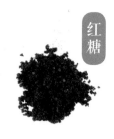

红糖

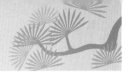

[做法]

1 将艾叶、肉桂放入料包，封好口，加适量水，煎煮30分钟，取出料包，留煎汁。

2 煎汁中放入淘洗好的粳米，补足水分，煮至粥成，调入红糖拌匀即可。

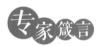

艾叶是暖宫散寒的常用妇科药，既可煎汤汁内服，又常外用艾灸。因其为至阳之物，故祛阴寒的效果极佳，对子宫寒冷所致不孕及妇科疾病有良效。肉桂辛热助阳，散寒止痛，红糖散寒活血，舒筋止痛。合用煮粥，可散阴寒，暖胞宫，温腰腹，止疼痛，尤宜虚寒所致宫冷不孕、痛经、月经不调、心腹冷痛等症。

此方辛热活血，故阴虚火旺、血燥生热、有出血倾向者及孕妇慎用。

艾叶味辛、苦，性温，归肝、脾、肾经。可散寒止痛，温经止血，常用于少腹冷痛、经寒不调、痛经、宫冷不孕、崩漏经多、胎动不安、妊娠下血等。《名医别录》说它"可作煎，止下痢，吐血，下部匿疮，妇人漏血。利阴气，生肌肉，辟风寒，使人有子"。《本草汇言》中说："艾叶，暖血温经，行气开郁之药也……调经脉，壮子宫，故妇人方中多加用之"。

艾叶应采用陈年艾叶，热性才好。《本草纲目》中说："凡用艾叶，须用陈久者，治令细软，谓之熟艾"。

肉桂也叫桂皮，味辛、甘，性大热。可补火助阳，散寒止痛，活血通经，常用于阳痿、宫冷、腰膝冷痛、心腹冷痛、虚寒吐泻、经闭、痛经等。

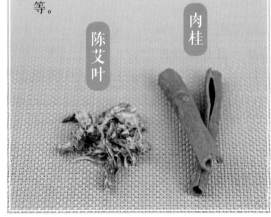

陈艾叶　肉桂

经带面

〔出处〕

《饮膳正要》。

〔功效〕

补中益气，用于妇女气虚带下、虚寒痛经、月经不调。

〔材料〕

羊肉、面粉各150克，鸡蛋1个，香菜段、葱花各适量。

〔调料〕

姜汁6克，料酒、盐各适量。

〔做法〕

1 将羊肉用清水煮熟，切大片，煮肉汤备用。

2 面粉加鸡蛋和水，和成面团，制成生面条。

3 锅中倒入煮肉汤烧开，下入生面条，将熟时放入羊肉片、姜汁、料酒，略煮，加盐调味后盛入碗中，撒上香菜段和葱花。

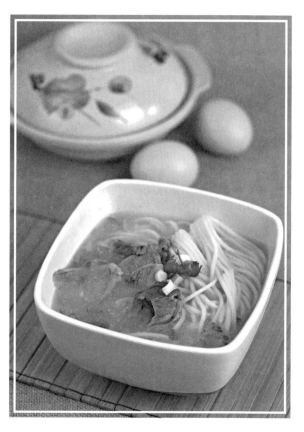

专家箴言

　　羊肉可益气补虚，温中暖下，适合虚寒腹痛、形寒肢冷、腰膝羸弱者食用，妇女宫寒、痛经、产后气虚少乳者也宜常食。鸡蛋滋阴润燥、养血安胎，常用于营养不良、虚弱乏力、胎动不安，尤宜女性贫血虚弱者及孕产前后调养。白面能健脾和血，养心益肾，补虚除烦。姜汁能散寒止痛，温中止呕。合用可养血补虚，暖宫散寒，有助于调理女性经带。

　　外感时邪或内有宿热者不宜多吃。

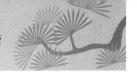

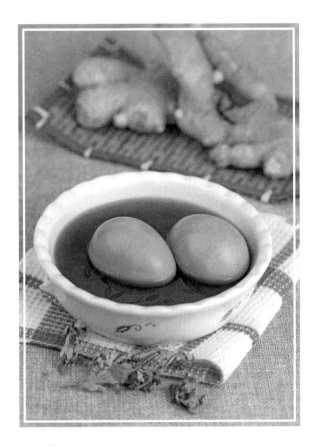

艾叶生姜煮鸡蛋

[出处]

《民间方》。

[功效]

温经通脉，养血行瘀，散寒止痛，安胎止血，用于虚寒腹痛、月经不调、痛经、崩漏及胎动不安、习惯性流产。

[材料]

艾叶10克，生姜15克，鸡蛋2个，盐适量。

[做法]

1 将艾叶、生姜放入料包中；鸡蛋煮熟后剥掉外壳。

2 料包与鸡蛋一起放入锅中，加适量水，放入盐，煮20分钟即可。饮汤吃蛋。

专家箴言

　　艾叶可温经通脉，散寒止痛，常用于女性虚寒痛经、崩漏、带下、宫寒不孕等妇科疾病。《药性论》说艾叶"止崩血，安胎止腹痛"。生姜解表散寒，温中止呕，可用于因虚寒所致的腹痛、呕吐、泄泻等。鸡蛋可补充营养、养血安胎，适合血虚体弱、食少乏力、胎动不安者补益。合用能调养气血，温经通脉，安胎健体，改善女性虚寒体质，有利孕产。

　　阴虚内热者不宜多吃。

清炖枸杞鸽子

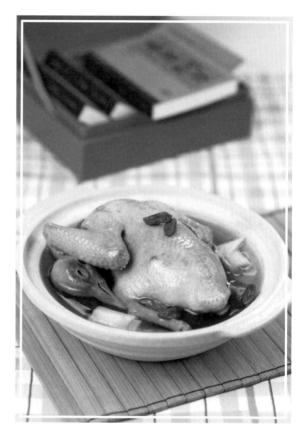

[出处]

民间验方。

[功效]

益气补血,用于妇女血虚经闭、性欲低下、虚劳乏力。

[材料]

乳鸽1只,枸杞子20克。

[调料]

葱段、姜片各20克,料酒15克,盐适量。

[做法]

1 将乳鸽处理干净,入冷水锅中焯烫一下,捞出洗净。

2 锅中换净水,放入乳鸽,煮沸,撇去浮沫,倒入料酒,放入葱段、姜片和枸杞子,小火炖煮1小时,加盐调味,略煮即可。

专家箴言

俗话说"一鸽胜九鸡",鸽肉有补肝强肾、益气补血的功效,可用于虚羸体乏、妇女血虚经闭等。《四川中药志》说它"治妇女干血劳,月经闭止"。

鸽肉搭配滋补肾阴、益精补血的枸杞子,可气阴双补,增强体质,提高性欲,适于虚劳乏力、妇女血虚经闭、性欲低下、性功能下降、早衰者食用。

性欲亢进者及孕妇不宜多吃。

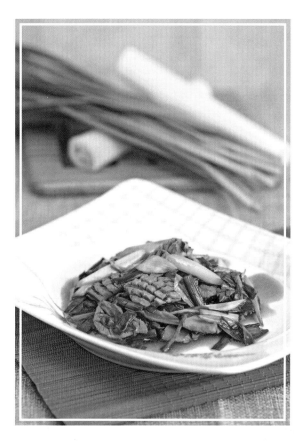

葱韭
炒羊腰

〔出处〕

民间验方。

〔功效〕

温补肾气，暖宫促孕，用于肾气不足所致性欲低下、腰膝酸软、宫寒不孕。

〔材料〕

羊腰150克，韭菜、葱白各100克。

〔调料〕

酱油、盐各适量。

〔做法〕

1 将羊腰处理干净，切花刀，焯水；韭菜、葱白切段。

2 锅中倒入油烧热，先下葱段炒香，再放入韭菜，略炒后放入羊腰，加入调料翻炒均匀即可。

专家箴言

羊腰补肾气，益精髓，常用于肾虚劳损、腰脊冷痛、足膝痿弱、阳痿、尿频。韭菜味辛，性温，可温中行气，散瘀解毒，常用于里寒腹痛、胸痹疼痛、赤白带下。《本草撮要》说它"助肾补阳，固精气而暖腰膝，散瘀血，逐停痰，入血分而行气"。葱白发散风寒，解表通阳，可用于阳气不振、寒凝腹痛。合用可助阳气，暖腰腹，促孕育。

阴虚内热、实热阳亢者不宜多吃。

黄地烧羊肉

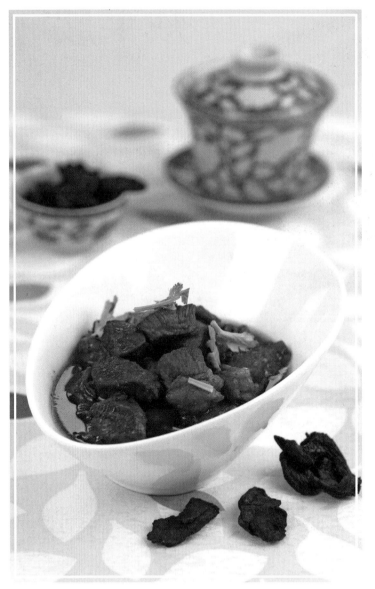

〔出处〕

民间验方。

〔功效〕

益肾填精，暖宫促孕，用于肾虚精亏所致性功能减退、宫寒不孕。

〔材料〕

羊肉300克，黄精、熟地黄、香菜段各20克。

〔调料〕

料酒、酱油各20克，葱段、姜片各15克，盐适量。

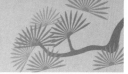

[做法]

1 将羊肉去筋膜，洗净，切块，入沸水锅焯水后捞出，沥干。

2 黄精、熟地黄装入料包中，封好口。

3 羊肉放入砂锅中，倒入适量水烧开，加葱段、姜片、料酒、酱油、盐和料包，小火煮1小时。

4 拣去葱段、姜片和料包，将羊肉连汤盛入碗中，撒上香菜段即成。

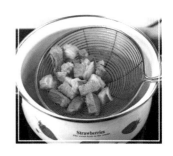

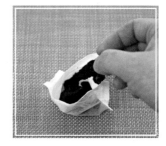

 专家箴言

黄精也叫老虎姜，可补精气，益肾气，强筋骨，常用于精血不足、体虚乏力、筋骨痿软。《本草纲目》说它"补诸虚，止寒热，填精髓"。《本经逢原》中说："黄精，宽中益气，使五脏调和，肌肉充盛，骨髓强坚，皆是补阴之功"。

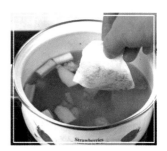

熟地黄为生地黄的炮制加工品，可滋阴补血，益精填髓，常用于肝肾阴虚、腰膝酸软、骨蒸潮热、遗精、血虚萎黄、月经不调、崩漏下血、眩晕耳鸣、须发早白。《珍珠囊》说它"大补血虚不足，通血脉，益气力"。《本草纲目》说它"填骨髓，长肌肉，生精血，补五脏、内伤不足，通血脉，利耳目，黑须发，男子五劳七伤，女子伤中胞漏，经候不调，胎产百病"。

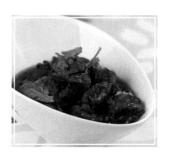

阳亢、阴虚内热、痰湿气滞者不宜多吃。

果莲炖乌鸡

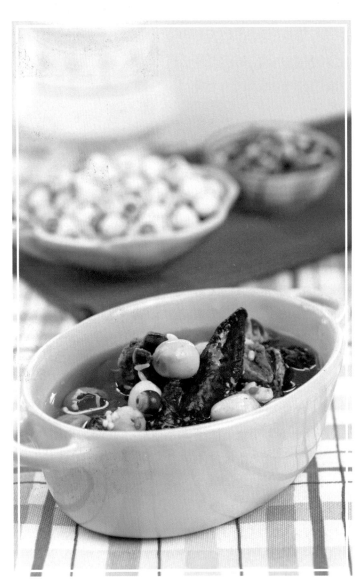

〔出处〕

《本草纲目》。

〔功效〕

补肾涩精，止带止泻，活血调经，固摄崩漏，促进孕育，用于肾虚所致女子崩漏带下、月经不调、不孕，男子遗精早泄、不育。

〔材料〕

乌鸡 250 克，莲子、白果、芡实各 15 克，糯米 50 克。

〔调料〕

盐适量。

［做法］

1 将莲子和芡实用水浸泡一夜。

2 乌鸡切成块，放入冷水锅中，烧开水焯烫，捞出洗净。

3 锅中放入乌鸡块和水，烧开，倒入莲子、芡实、白果和糯米，小火炖煮2小时，至肉烂时放入盐调味，略煮即可。

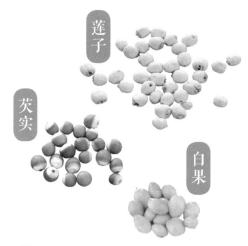

莲子

芡实

白果

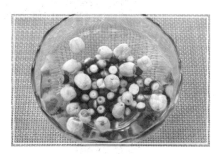

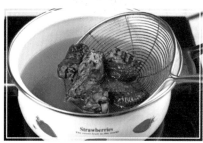

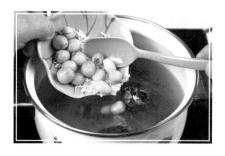

专家箴言

乌鸡养血调经，尤宜调养妇女气血经带，有益孕产妇。白果是止带浊、缩小便的佳品，常用于白带、白浊、遗精、淋病、尿频等。莲子、芡实益肾，涩精，止带，常用于遗精、白浊、带下、久泻。

此方男子食用，可改善肾虚遗精、早泄、白浊、尿频。女子食用，可改善肾虚冲任不调所致赤白带下、月经不调、崩漏。男女同食，能促进孕育，提高受孕概率和胎孕质量。此外，气血亏虚、虚劳羸弱、体虚乏力、腹泻、便溏者也宜食用。

湿热内蕴、脘腹胀满、便秘、体胖不虚者不宜多吃。

双红鸡汤

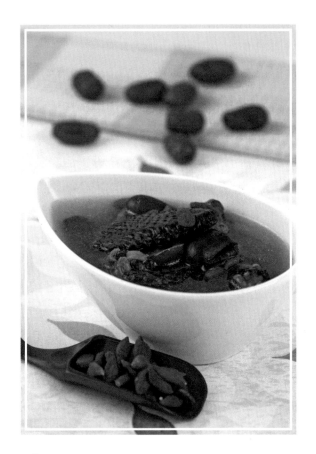

〔出处〕

民间验方。

〔功效〕

补益肝肾，滋阴养血，用于血虚精亏、性欲低下、月经不调、崩漏带下、体虚心烦。

〔材料〕

乌鸡250克，大枣20克，枸杞子10克。

〔调料〕

料酒、葱段、姜片、盐各适量。

〔做法〕

1 将乌鸡处理干净，切块，焯水。大枣破开去核。

2 锅中放入鸡块，加水烧开，放入葱段、姜片、红枣、料酒，小火煮1小时。

3 拣去葱段、姜片，放入枸杞子再煮20分钟，加盐调味即可。

专家箴言

　　乌鸡补肝肾，益气血，退虚热，对女性血虚体弱、阴虚潮热、月经不调、崩漏、带下等均有调理作用。大枣健脾补中，养血安神，适合血虚贫血、心悸失眠者。枸杞子滋补肝肾，益精补虚，常用于血虚精亏、腰膝酸痛。合用可增强益精养血的功效，能增强体质，提高活力及性欲，调理经带。

　　脾湿较重、脘腹胀满、气滞火旺者不宜多吃。

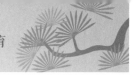

当归肉桂甜酒

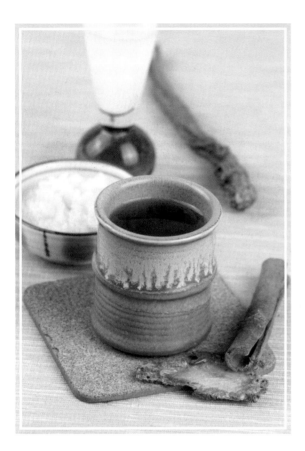

[出处]

民间验方。

[功效]

补血活血，调经止痛，用于虚寒痛经、月经不调、月经后期（经期延迟7天以上）。

[材料]

当归30克，肉桂6克，甜酒（米酒或葡萄酒）500毫升。

[做法]

1　将当归、肉桂放入料包，封好口，把料包浸于甜酒中，泡制1周，拣出料包，留取酒液，密封保存。

2　每次取30~50毫升酒饮用，每日饮服3次，病愈即止。

专家箴言

　　当归可补血活血，调经止痛，适合月经不调、经闭、痛经、虚寒腹痛、血虚萎黄者调养。肉桂补火助阳，散寒止痛，活血通经，可用于阳痿、宫冷、经闭、痛经、腰膝冷痛等，尤宜阳虚体寒作痛者。甜酒多用米酒或葡萄酒，可通血脉，御寒气，行药势。当归、肉桂配合酒的作用，能增强药力，活血通经、散寒止痛的效果更强。

　　内热湿盛、血燥出血者及孕妇不宜饮用。

肉桂
楂糖饮

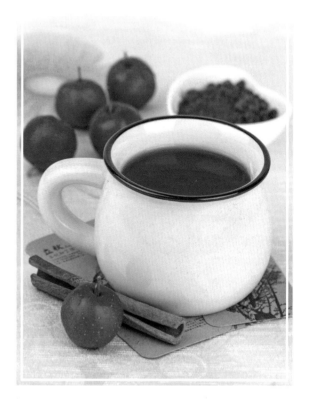

〔出处〕

民间验方。

〔功效〕

温中散寒，活血行瘀，用于血虚有寒或寒凝血瘀所致月经后期、寒性痛经。

〔材料〕

山楂15克，肉桂10克。

〔调料〕

红糖50克。

〔做法〕

1 锅中放入山楂和肉桂，加适量水，煮30分钟，滤渣取汤。

2 汤中趁热加入红糖，搅拌至红糖溶化即可。

专家箴言

山楂可行气化滞，活血散瘀，常用于瘀血经闭、产后瘀阻、心腹刺痛等。《食鉴本草》说它"化血块、气块，活血"。现代研究证实，山楂对子宫有收缩作用，有助于活化子宫气血。肉桂散寒止痛，活血通经；红糖暖胃和中，活血化瘀。二者与山楂合用，能改善虚寒体质，抵御和祛除寒邪内侵，尤宜虚寒所致月经延后、痛经者常饮。

阴虚内热、有出血倾向者及孕妇不宜饮用。

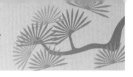
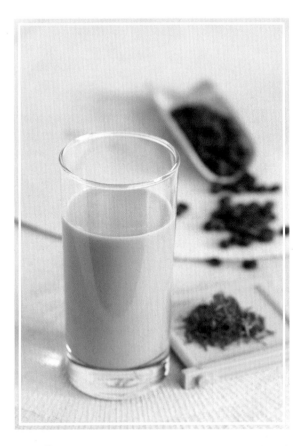

黑豆红花饮

〔出处〕

民间验方。

〔功效〕

活血通经，用于寒凝血滞所致宫寒、闭经、痛经、胀满。

〔材料〕

黑大豆30克，红花6克。

〔调料〕

红糖30克。

〔做法〕

将黑大豆洗净，打碎，与红花一起放入锅中，加适量水煮沸后半小时，滤汁饮用即可。

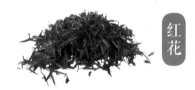

红花

专家箴言

黑大豆也叫黑豆，可活血利水，祛风解毒，健脾益肾，常用于肾虚腰痛、小腹冷痛胀满。《名医别录》说它"逐水胀，除胃中热痹，伤中淋露，下瘀血，散五脏结积内寒"。《日华子本草》说它"调中下气，通经脉。"红花是常用活血药，可活血通经，散瘀止痛，因其有兴奋子宫的作用，故对宫寒、经闭、痛经、产后恶露不行、瘀血作痛有特效。

孕妇不宜饮用。

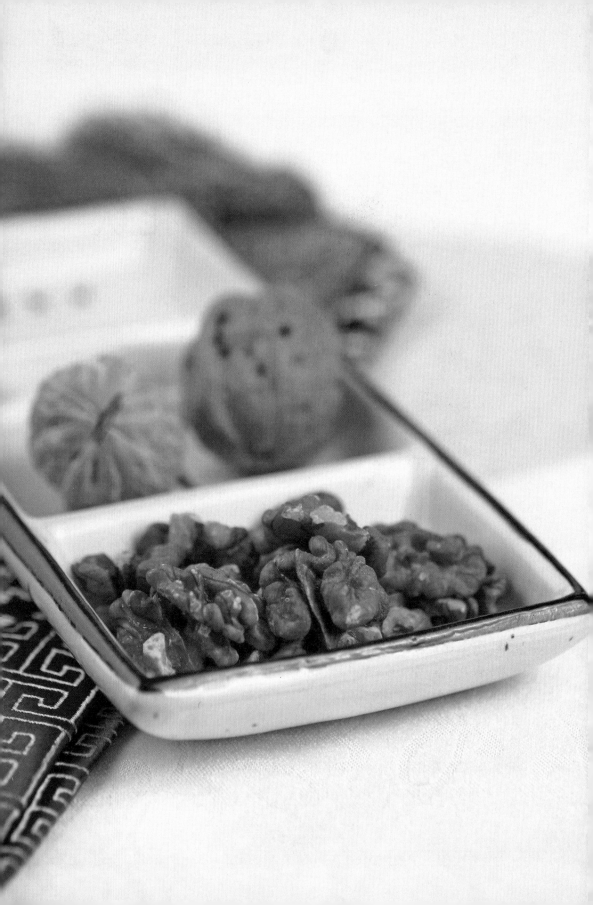

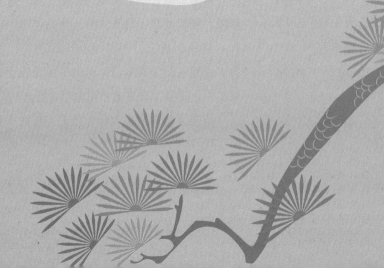

肆

老人护肾，耳聪脑健不腿软

用于腰腿酸软、尿频久泻、耳聋眼花、健忘的老年人。

菟丝子粥

[出处]

《粥谱》。

[功效]

补肾固精，明目，止泻，用于老人肾阳虚所致腰膝酸软、尿频、遗尿、久泻不止、阳痿、头昏眼花。

[材料]

菟丝子15克，粳米100克。

[做法]

1 将菟丝子研成粉末；粳米淘洗干净。

2 将粳米放入锅中，加适量水，大火煮沸后撇去浮沫，改小火煮至粥稠。

3 放入菟丝子粉搅匀，再煮沸即成。

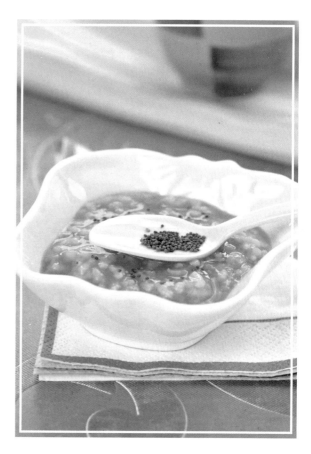

专家箴言

菟丝子可滋补肝肾，固精缩尿，明目，止泻，常用于肝肾不足所致的阳痿遗精、遗尿、尿频、腰膝酸软、目昏耳鸣、体虚久泻。《神农本草经》说它"主续绝伤，补不足，益气力，肥健人，久服明目"。由于其壮筋骨、暖腰膝的作用强，尤宜老年阳虚者补益。

阳强不痿、阴虚火旺、便干、尿黄及有上火症状者均不宜多吃。

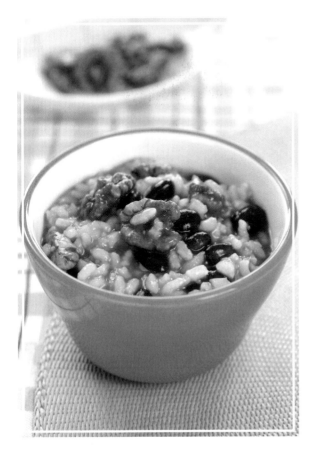

核桃黑豆粥

[出处]

民间验方。

[功效]

滋阴助阳，用于老人气阴两虚所致肾虚腰痛、头晕眼花、须发早白、失眠、健忘。

[材料]

黑大豆、核桃仁各20克，粳米150克。

[做法]

1 将各材料分别淘洗干净；黑大豆泡水4小时左右。

2 煮锅中放入黑大豆和适量水，小火煮30分钟，倒入粳米、核桃仁，继续煮30分钟至黏稠即可。

专家箴言

　　核桃仁补肾温肺，润肠健脑，常用于腰膝酸软、阳痿遗精、虚寒喘嗽、大便秘结、脑力衰退、皮肤干皱、白发脱发。黑大豆可滋肾阴，润肾燥，活血，利水，适合肾虚腰痛、烦渴盗汗、水肿胀满、白发多生者食用。此粥可强壮补益，尤宜改善各类衰老症状，中老年女性常食可缓解更年期不适，预防各类妇科疾病。

　　腹泻肠滑、消化不良、气滞中满者不宜多吃。

黄精粥

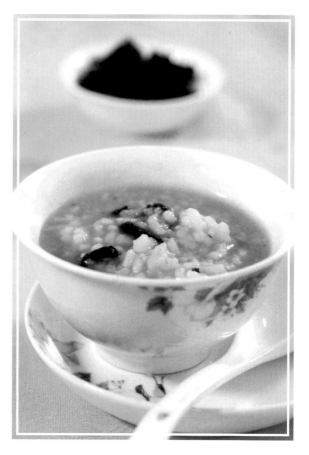

〔出处〕

《粥谱》。

〔功效〕

补肾阴，益肾气，抗衰老，用于诸虚百损、气血衰惫所致体弱乏力、腰膝酸软。

〔材料〕

黄精15克（鲜品30克），粳米100克。

〔调料〕

冰糖适量。

〔做法〕

1 将黄精放入砂锅，加适量水，小火煮30分钟，去渣留汤。

2 倒入粳米，煮至粥稠时放入冰糖，继续煮5分钟即可。

专家箴言

黄精也叫老虎姜，可补脾肾，润心肺，强筋骨，益精气。《日华子本草》说它"补五劳七伤，助筋骨，止饥，耐寒暑，益脾胃，润心肺"。《滇南本草》说它"补虚添精"。

此粥可作为中老年人久服的滋补强壮品，尤宜肾虚精亏、体虚羸瘦、腰膝酸软、筋骨痿弱、耳鸣目暗、须发早白、阳痿遗精者食用。

脾虚有湿、咳嗽痰多、中寒便溏者不宜多吃。

首乌仙人粥

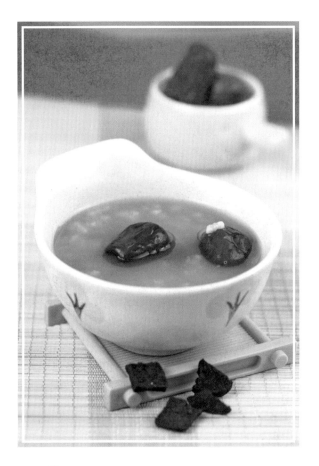

[出处]

《太平圣惠方》。

[功效]

补肝肾，益精血，延缓衰老，用于肝肾不足、精血亏虚所致衰老诸症及老年慢性病。

[材料]

制何首乌 15 克，大枣（去核）5 枚，粳米 100 克。

[调料]

冰糖适量。

[做法]

制何首乌煎水后去渣取汁，与粳米、大枣一同放入砂锅内，添加适量水，小火煮 30 分钟，快熟时加入冰糖，继续煮 5 分钟即可。

专家箴言

　　制何首乌补肝肾，益精血，乌须发，壮筋骨，常用于眩晕耳鸣、须发早白、腰膝酸软、肢体麻木、神经衰弱、高血脂症等，是抗衰老的良药。搭配健脾补血、养心安神的大枣煮粥，可延年益寿，防治因肝肾不足、气血亏虚所致的各类老年慢性病。

　　大便溏泄及痰湿较重者不宜多吃。在制作时注意：制何首乌需先用水泡一段时间才能使药物成分在煎煮时充分释放出来。

芡实核桃粥

[出处]

民间验方。

[功效]

补肾固精，填髓益智，健脾强身，延缓衰老，是老年人可久服的保健食疗品。

[材料]

芡实25克，核桃仁20克，粳米100克。

[做法]

1 将芡实加水浸泡一夜；粳米淘洗干净。

2 芡实和粳米一起放入砂锅，加适量水，煮30分钟，再放入核桃仁，继续煮10分钟即可。

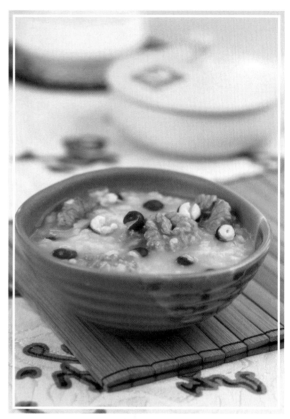

专家箴言

　　芡实也叫鸡头米，可益肾固精，补脾止泻，祛湿止带，常用于梦遗滑精、遗尿、尿频、脾虚久泻、白浊、带下。核桃仁补肾润肠，可用于腰膝酸软、阳痿遗精、大便秘结。此粥适于老年脾肾两虚所致的腰膝酸软、遗精、泄泻、尿频、头晕耳鸣、食少便溏、健忘、须发早白、萎靡乏力者，有强身健体、延缓衰老的保健作用。

　　肥胖者不宜多吃。

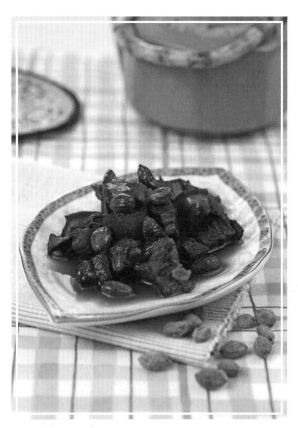

益智炖肉

[出处]

民间验方。

[功效]

补肾固精，缩尿止泻，用于老人尿频、遗精、健忘。

[材料]

益智仁20克，猪五花肉500克，生姜片15克。

[调料]

酱油、料酒各15克，白糖20克，盐适量。

[做法]

1 将猪五花肉洗净，切小块，焯水后捞出沥干。

2 炒锅倒油烧热，加白糖炒糖色，倒入肉块翻炒上色，加酱油和水煮沸，倒入料酒、姜片和益智仁，小火煮1小时，加盐，大火收汁即成。

专家箴言

益智仁可温脾暖肾，固气涩精，其敛摄作用强，常用于肾气不固所致的遗精、尿频、遗尿、夜尿多、口水自流等症。《本草拾遗》说它"治遗精虚漏，小便余沥，益气安神，补不足，利三焦，调诸气，夜多小便者，取二十四枚碎，入盐同煎服"。猪肉补肾滋阴，养血润燥，肥瘦搭配，适合肾虚体瘦、血枯津干、虚羸乏力、健忘者补养。

阴虚火旺或因热而致遗精、尿频、崩漏者忌服。痰湿多脂者不宜多吃。

枸杞炒里脊

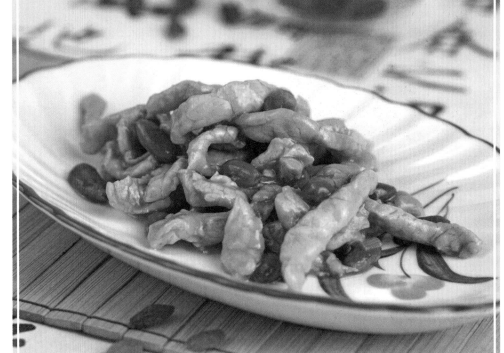

［出处］

民间验方。

［功效］

滋补肝肾，抗衰延年，用于肾虚精亏、血虚萎黄、腰疼膝痛、视物模糊、眩晕耳鸣。

［材料］

猪里脊150克，枸杞子15克。

［调料］

酱油、料酒、淀粉各15克，盐、香油各适量。

〔做法〕

1 将猪里脊洗净、切丝，用料酒、淀粉上浆；枸杞子用水泡软。

2 炒锅中倒入油烧热，放入肉丝，炒至变色，倒入枸杞子和泡水，略煮，加酱油、盐、香油炒匀即可。

专家箴言

枸杞子滋补肝肾，益精明目，是补益精血、延缓衰老的常用品，适合虚劳精亏、腰膝酸痛、眩晕耳鸣、内热消渴、血虚萎黄、目昏不明者的中老年人调养补益。

《药性论》说枸杞子"能补益精诸不足，易颜色，变白，明目，安神"。《食疗本草》说它"坚筋耐老，除风，补益筋骨，能益人，去虚劳"。《本草经疏》说它"为肝肾真阴不足、劳乏内热补益之要药。老人阴虚者十之七八，故服食家为益精明目之上品"。

猪里脊以精瘦肉为主，可益精养血，增强体质。

脾虚腹泻、痰湿中阻者不宜多吃。

延伸用法：枸杞酒

〔出处〕

《饮膳正要》。

〔功效〕

补益精血，延缓衰老，用于腰膝酸软、倦怠萎靡、阳痿早泄、面容萎黄、衰老干皱、白发脱发的中老年人。

〔材料〕

枸杞子60克，白酒500毫升。

〔做法〕

将枸杞子倒入干净的瓶中，灌入白酒，密封，放置阴凉通风处15日以上。每次取10~30毫升，温热饮用。

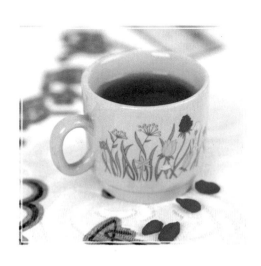

补骨脂烤猪腰

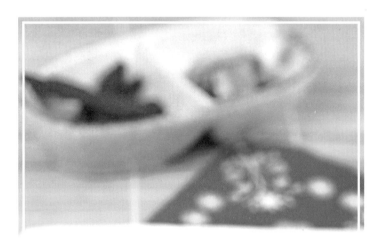

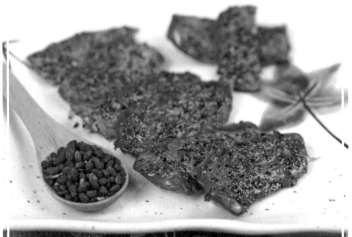

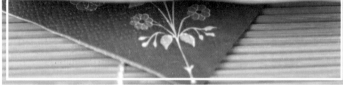

〔出处〕

《扶寿精方》。

〔功效〕

补肝肾，壮腰膝，强筋骨，止遗泄，用于老人肾虚腰痛、腰膝酸软、阳痿、遗精、虚寒腹泻。

〔材料〕

猪腰1个，补骨脂3克，杜仲2克，肉苁蓉2克。

〔调料〕

八角粉3克，盐2克。

此方由《扶寿精方》中的"五仙助肾丹"改良而成，配酒食用效果更佳。

[做法]

1 将补骨脂、杜仲、肉苁蓉分别研为细末，和八角粉、盐一起混合均匀，即为"五仙粉"。

2 将猪腰去臊腺，洗净，切成片，码放在烤盘上，均匀地撒上"五仙粉"，淋上少许油。

3 把烤盘放入预热的烤箱中，烤箱设置成上下火，180℃，烤制15分钟即成。

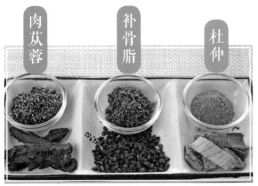

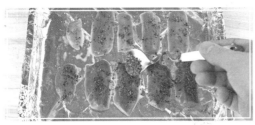

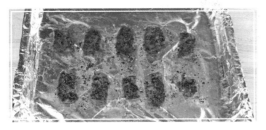

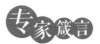

专家箴言

　　补骨脂也叫破故纸，味辛，性温，归肾经。可补肾助阳，常用于肾虚冷泻、遗尿、滑精、阳痿、腰膝冷痛、尿频。《药性论》说它"主男子腰疼，膝冷囊湿，逐诸冷痹顽，止小便利，腹中冷"。

　　杜仲味甘，性温，归肝、肾经。可补肝肾，强筋骨，尤宜肾虚腰痛、筋骨无力、足膝痿弱的老人。《神农本草经》说它"主腰脊痛，补中益精气，坚筋骨，强志，除阴下痒湿，小便余沥"。

　　肉苁蓉可补肾阳，益精血，善治阳痿、腰膝酸软无力。

　　八角也叫八角茴香、大茴香、大料，可温阳散寒，理气止痛，常用于肾虚腰痛、脘腹冷痛。

　　盐为咸味，咸味入肾则补，并可增强其他补肾药的功效。

　　猪腰补腰强肾，常用于肾虚腰痛、遗精、盗汗、老人耳聋。但猪腰的胆固醇含量较高，心血管疾病患者不宜多吃。

　　此方不宜阴虚火旺、热性病症者及阳亢、阳强不倒者食用。

山茱萸枸杞肉片汤

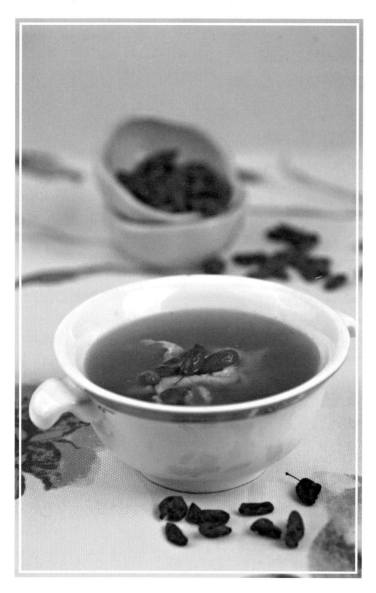

〔出处〕
民间验方。

〔功效〕
固肾气，益肾精，养阴血，止滑泄，用于中老年肾虚所致遗精滑泻、遗尿、夜尿频多、腰膝酸软、头晕目眩。

〔材料〕
山茱萸15克，枸杞子10克，猪里脊肉100克。

〔调料〕
料酒、淀粉各15克，盐、鸡精各适量。

[做法]

1 将山茱萸和枸杞子洗净，用水泡软。

2 猪里脊肉洗净，切成片，用料酒、淀粉拌匀上浆。

3 锅中放入山茱萸、枸杞子，加适量水，煮15分钟，倒入肉片滑散，待再开锅时，放入盐、鸡精调味即成。

专家箴言

山茱萸可补益肝肾，涩精固脱，常用于眩晕耳鸣、腰膝酸痛、阳痿遗精、遗尿尿频、崩漏带下、虚汗不止。《药性论》说它"治脑骨痛，止月水不定，补肾气；兴阳道，添精髓，疗耳鸣，除面上疮，主能发汗，止老人尿不节"。

枸杞子滋补肝肾，益精明目，适合虚劳精亏、腰膝酸痛、眩晕耳鸣、血虚萎黄、目昏不明者调养。

猪肉益精养血，滋阴润燥，补充营养，虚弱体瘦老人尤宜食用。

命门火炽、强阳不痿、素有湿热、小便淋涩者不宜多吃。

延伸用法：治遗尿茶

[出处]

民间验方。

[功效]

补肾缩尿，益气固精，用于老人肾气不固所致尿频、遗尿。

[材料]

山茱萸、覆盆子、茯苓各10克，益智仁6克，熟地黄12克。

[做法]

以上各药研成粗末，盛入料包内，放入杯中，冲入沸水，加盖闷泡20分钟后代茶饮用。

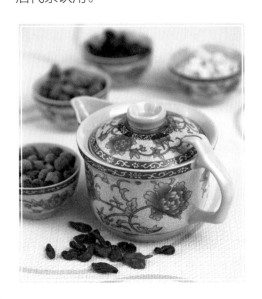

山药羊肉汤

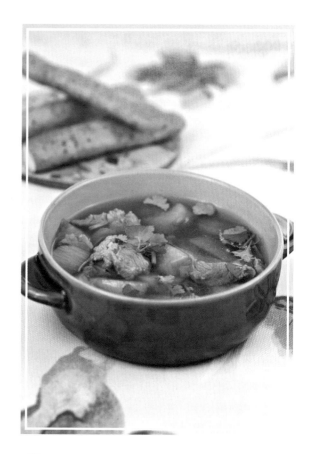

[出处]

《饮膳正要》。

[功效]

助阳益精，温中暖下，强健腰膝，延缓衰老，尤宜虚寒瘦弱、滑泻不止、倦怠乏力者。

[材料]

羊肉500克，山药100克。

[调料]

料酒、淀粉各15克，香菜末20克，盐、胡椒粉各适量。

[做法]

1 羊肉洗净，切片，用料酒和淀粉拌匀上浆。

2 山药去皮，切块，入锅加水煮15分钟，加入羊肉片滑散，煮沸时加盐、胡椒粉调味，撒上香菜末即成。

专家箴言

羊肉健脾益肾，温补气血，祛寒补虚。山药补肾涩精、健脾止泻。二者合用，可令气血充足，筋骨强壮，适合脾肾亏虚的中老年人补益，改善虚劳疲惫、腰腿乏力、形寒肢冷、头晕耳鸣、肾虚腰痛、泄泻便溏、虚寒腹痛、遗精、尿频等老化症状。

内热火盛、湿盛中满、气滞、便秘、肥胖者均不宜多吃。

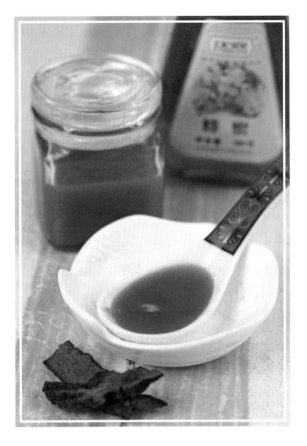

锁阳膏

〔出处〕

《本草切要》。

〔功效〕

补肾助阳，固精健体，用于老人阳弱精虚、阴衰血竭所致腰膝痿弱、阳痿、遗精、习惯性便秘。

〔材料〕

锁阳1500克，炼蜜240克。

〔做法〕

1 用清水煎锁阳2次，分别取其浓汁，混合后入砂锅，加炼蜜熬成膏状，盛入瓶内收贮。

2 每日早、午、晚饭前各服1勺，温酒化服效果更佳。

　　阴虚阳亢、腹泻便溏、实热便秘者不宜多吃。

专家箴言

　　锁阳味甘，性温，可补肾润肠，常用于腰膝痿软、阳痿滑精、肠燥便秘。《本草衍义补遗》说它"补阴气。治虚而大便燥结用"。《本草纲目》说它"润燥养筋。治痿弱"。蜂蜜可补中润燥，是改善肠燥便秘的良药。此方适合阳弱精衰所致腰膝痿弱、阳痿、遗精的老年人，并对阴衰血竭、大肠燥润所致肠燥便秘（即老年习惯性便秘、虚秘）有改善作用。

杜仲酒

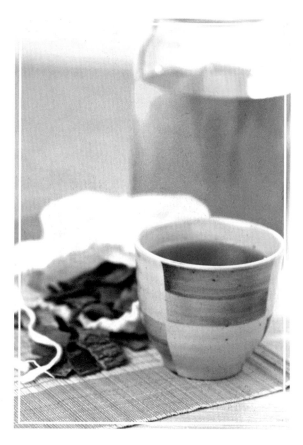

〔出处〕

《肘后备急方》。

〔功效〕

补肾强腰，强筋壮骨，用于肾虚腰脊冷痛、腿脚乏力、筋骨痿软疼痛。

〔材料〕

杜仲50克，白酒（或黄酒）500毫升。

〔做法〕

1 将杜仲洗净，装入布袋，扎紧口后放入广口瓶中，倒入白酒，封盖，浸10日后可开封饮用。

2 每日饮用10~20毫升，温热后饮用最佳。

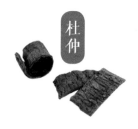

杜仲

专家箴言

杜仲补肝肾、强筋骨的效果好，尤善缓解肾虚腰痛、足膝痿弱、小便余沥等老年常见病。《神农本草经》说它"主腰脊痛，补中益精气，坚筋骨，强志"。《玉楸药解》说它"益肝肾，养筋骨，去关节湿淫。治腰膝酸痛，腿足拘挛"。借助酒力，更添活血止痛的效果。

体内有实热、阴虚火旺及热病发作、外感未愈者不宜饮用。

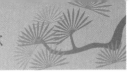

核桃桑椹饮

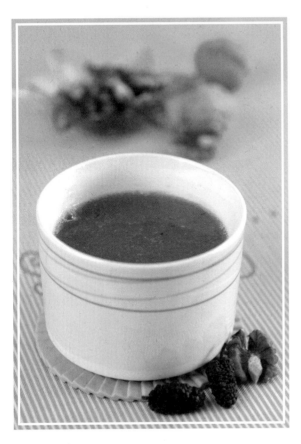

〔出处〕

民间验方。

〔功效〕

益肾气，填肾精，强腰膝，明目，乌发，健脑益智，延缓衰老，用于筋骨痿软、眼花耳聋、齿落发脱、失眠健忘。

〔材料〕

鲜桑椹70克，核桃仁15克。

〔做法〕

将鲜桑椹择洗干净，核桃仁剁碎。把二者一起放入果蔬加工机，加适量水，搅打成汁后饮用。

专家箴言

桑椹益肝肾，补阴血，生津润燥，常用于肝肾阴亏所致耳聋眼花、心悸失眠、须发早白、血虚便秘。《滇南本草》说它"益肾脏而固精，久服黑发明目"。《随息居饮食谱》说它"滋肝肾，充血液，祛风湿，健步履"。核桃仁补肾润肠，健脑壮骨，能缓解腰痛骨软、健忘、便秘、落齿、脱发等状况。二者合用，抗衰老效果极佳。

腹泻、便溏者不宜饮用。

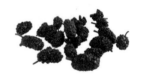

桑椹

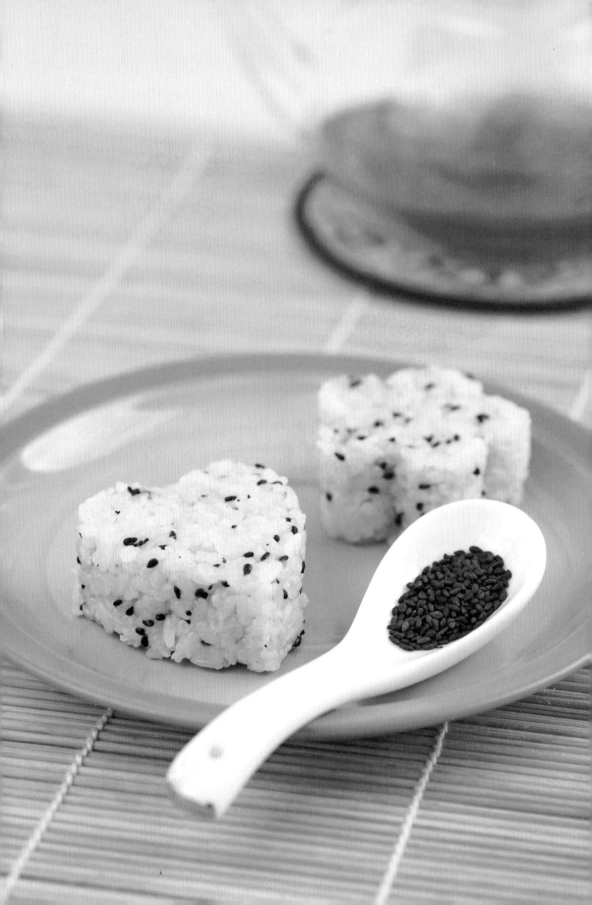

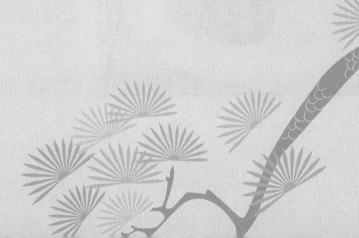

伍

儿童强肾，促进发育长得快

用于先天不足、发育迟缓、骨软、遗尿的少年儿童。

栗子糕

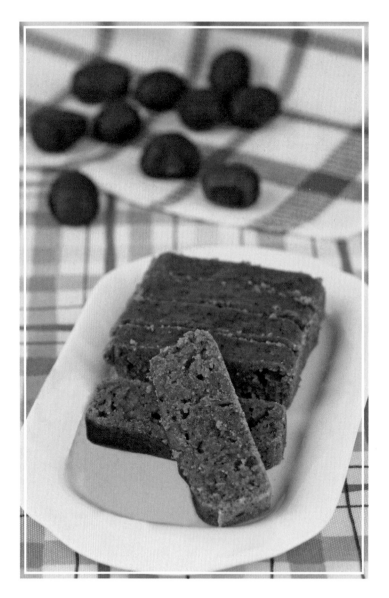

〔出处〕

民间验方。

〔功效〕

补肾强筋，健脾止泻，用于小儿肾气不足、脚弱无力、骨软行迟、食少瘦弱、便溏腹泻。

〔材料〕

栗子粉30克，玉米粉70克，面粉150克。

〔调料〕

红糖适量，泡打粉少许。

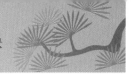

[做法]

1 将所有材料混合，用水和成稠糊状，倒入容器，静置15分钟后放入蒸屉中。

2 蒸锅倒入凉水，上蒸屉后开火，水烧开起计时，大火蒸20分钟即成。

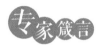

专家箴言

栗子也叫板栗，可健脾养胃，补肾强筋，活血止血，常用于腰脚软弱、反胃泄泻。《名医别录》说它"主益气，厚肠胃，补肾气，令人忍饥"。《备急千金要方·食治方》说它"生食之，甚治腰脚不遂"。《食性本草》说它"理筋骨风痛"。《食物本草》记载："治小儿脚弱无力，三四岁尚不能行步：日以生栗与食。"

常食此糕可益气强肾，健筋骨，长力气，小儿瘦弱痿软、发育迟缓、食少腹泻者可作为主食食用。

积滞胀满、便秘者不宜多吃。

延伸用法：栗子牛奶饮

[功效]

强壮筋骨，养胃补虚，促进发育，用于小儿营养不良、发育迟缓、筋骨痿软。

[材料]

熟栗子肉30克，纯牛奶150毫升。

[做法]

将熟栗子肉剁碎，放入搅拌机，倒入牛奶和适量水，搅打成汁饮用。

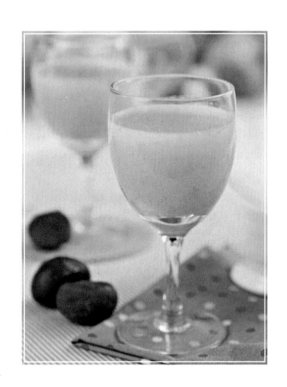

莲芡金樱子粥

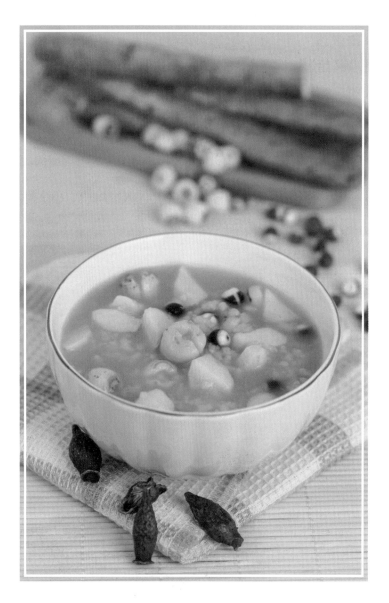

[出处]

民间验方。

[功效]

健脾胃，益肾气，缩尿止遗，用于小儿遗尿、面色萎黄、食少便溏、气虚体弱。

[材料]

莲子 15 克，芡实 10 克，金樱子 6 克，鲜山药、粳米各 100 克。

[调料]

白糖适量。

〔做法〕

1 将鲜山药去皮，切块；金樱子加水煎取汤汁备用。

2 锅中先放入莲子、芡实，倒入煎汤和水，煮30分钟，再倒入粳米，煮至粥成，加白糖食用。

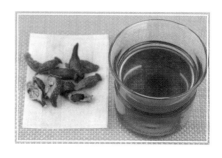

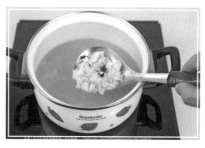

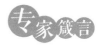

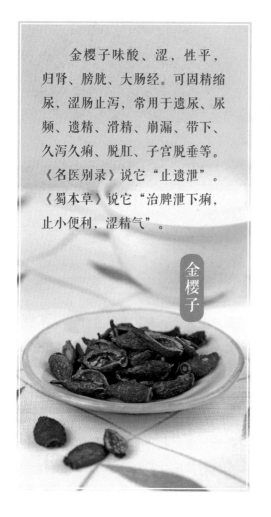

金樱子味酸、涩，性平，归肾、膀胱、大肠经。可固精缩尿，涩肠止泻，常用于遗尿、尿频、遗精、滑精、崩漏、带下、久泻久痢、脱肛、子宫脱垂等。《名医别录》说它"止遗泄"。《蜀本草》说它"治脾泄下痢，止小便利，涩精气"。

金樱子

专家箴言

金樱子是固精缩尿的常用药。莲子、芡实、山药皆有健脾益气、收敛固涩的作用，可固气止泻，用于泄泻、遗精、带下等各类滑脱症。《本草新编》中说："用金樱子，必须兼用芡实、山药、莲子、薏仁之类。"可见，金樱子与收涩类食物合用，效果更好。

此方治遗尿尤为见效，适合五六岁以后还经常尿床的孩子调养。此外，老人尿频、遗尿、精滑、泄泻者也宜食用。

有实火、邪热、便秘者不宜多吃。

鸡肝桂心粥

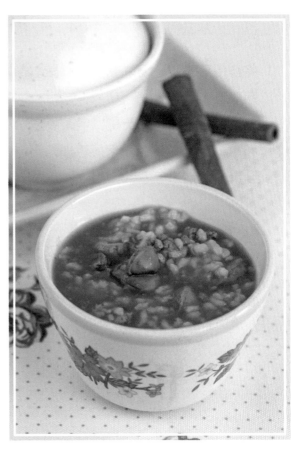

〔出处〕

《本草纲目》。

〔功效〕

补肝，益肾，用于儿童萎黄虚弱、睡中尿床。

〔材料〕

粳米100克，鸡肝70克，桂心10克。

〔调料〕

盐适量。

〔做法〕

1 将粳米淘洗干净；鸡肝切片，焯水，洗净。

2 锅中放入桂心和适量水，煮20分钟，滤渣留汤。

3 汤中倒入粳米，煮至粥稠时放入鸡肝和盐，略煮即成。

专家箴言

鸡肝补益肝肾，常用于肝虚目暗、小儿衰弱、萎黄、疳积、遗尿等。桂心即肉桂加工过程中，去其内外之皮，取中间味辛者。功效与肉桂相似，可助阳气、活气血、暖腰膝、壮筋骨、生肌肉、益精气，但燥热之力稍弱，更适合儿童补肾。此粥尤宜肝肾不足、体质虚弱、学龄仍尿床的儿童。老人遗尿者也宜食用。

体质燥热、阴虚火旺及有出血倾向者不宜多吃。

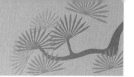

山药芝麻饭团

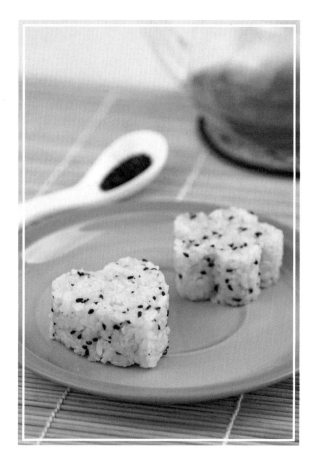

〔出处〕

民间验方。

〔功效〕

健脾胃，益肝肾，用于食少体虚、筋骨痿弱、发育迟缓。

〔材料〕

熟黑芝麻20克，鲜山药100克，熟米饭100克。

〔调料〕

白糖20克，白醋适量。

〔做法〕

1 鲜山药蒸熟后去皮，捣泥。

2 将熟米饭加白醋，用手抓至上劲、有黏性，与山药泥、熟黑芝麻、白糖一起搅匀。

3 将此饭填入定形模具，充分压实，脱去模具即成。

专家箴言

　　山药补脾养胃，补肾固气，常用于脾虚食少、肾虚尿频、泄泻便溏等。黑芝麻补肝肾，益精血，强筋骨。《神农本草经》说它"补五脏，益气力，长肌肉，填脑髓，久服轻身不老"。除了抗衰老外，也是促进儿童生长发育的佳品。二者与米饭一起做成主食，口味香甜软糯，特别适合脾肾俱虚、肝血不足所致发育迟缓、体虚瘦弱的儿童，可常服、久服。

　　有实邪、气滞者不宜多吃。

芡实
山药饼

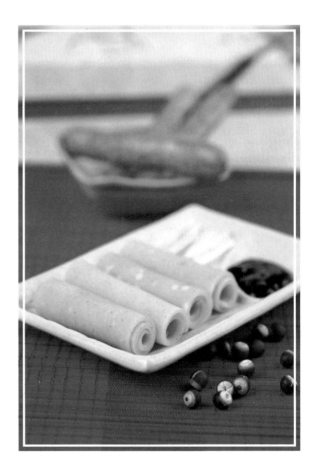

〔出处〕

民间验方。

〔功效〕

健脾固肾，止遗止泻，益气填精，用于小儿脾肾不足所致遗尿、久泻、食少瘦弱。

〔材料〕

芡实粉、山药粉各30克，面粉250克。

〔调料〕

甜面酱、大葱丝各适量。

〔做法〕

1 将所有材料放入大碗中，边加水边搅拌，制成面糊。

2 平锅烧热，倒入1勺面糊，摊平，凝固后翻面，两面烙熟后，切边卷好。

3 配甜面酱和大葱丝食用。

专家箴言

芡实益肾固精，补脾止泻，常用于脾虚久泻、遗尿。山药健脾胃，固肾气。《神农本草经》说它"补中益气力，长肌肉，久服耳目聪明"。《日华子本草》说它"助五脏，强筋骨，长志安神"。此饼适合少年儿童发育迟缓、食少瘦弱、5岁以上仍尿床者常食。中老年人虚劳羸瘦、遗精、早衰者也宜食用。

大便燥结、气滞胀满者不宜多吃。

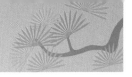

芝麻核桃糊

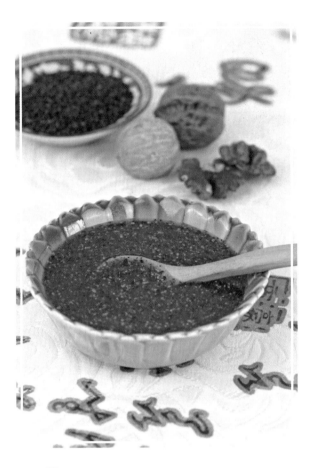

[出处]

民间验方。

[功效]

补肾益精，强壮筋骨，健脑乌发，促进生长，用于少年儿童发育不良或迟缓、瘦弱痿软、头发黄、大便干。

[材料]

熟黑芝麻20克，熟核桃仁30克。

[调料]

白糖10克，淀粉适量。

[做法]

将熟黑芝麻、熟核桃仁分别捣碎，放入锅中，加适量水烧开，加白糖搅匀，用淀粉勾芡成糊状即可。

专家箴言

　　核桃仁补肾气，润肠燥，强筋骨，增脑力，养头发，使人骨骼强健、皮肉丰满、智力增长。黑芝麻滋养肝肾，乌发明目，补血润燥，益精生髓，可促进生长发育。

　　此方适合发育不良、佝偻病、体形瘦弱、筋骨不健、食少萎黄、大便秘结、头发稀少发黄、智力发育欠佳的青少年常食。

　　肠滑腹泻及肥胖者不宜多吃。

榛蘑炖鸡

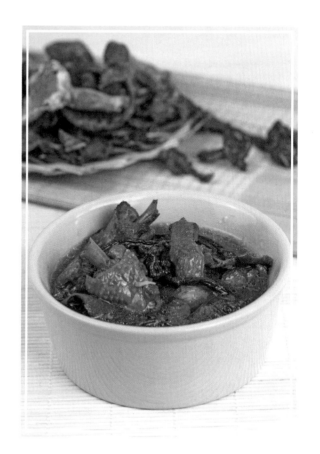

〔出处〕

民间验方。

〔功效〕

强筋健骨，益气补虚，用于儿童佝偻病、个子矮、虚弱萎黄。

〔材料〕

鸡250克，水发榛蘑100克，葱段、姜片各20克。

〔调料〕

料酒、酱油各20克，盐适量。

〔做法〕

1 将鸡剁成块，焯水；水发榛蘑择洗干净。

2 锅中放入鸡块，加适量水烧开，撇去浮沫，放入榛蘑、葱段、姜片，倒入料酒、酱油，小火煮1小时，加盐，大火收汁即成。

专家箴言

榛蘑可祛风活络，强筋壮骨，常用于腰腿疼痛、佝偻病、癫痫等症。榛蘑中含有丰富的维生素D，能促进人体吸收和利用钙质，故对强化骨骼、预防佝偻病有一定效果。鸡肉可温中益气，补精填髓，养血补虚，适合营养不良、贫血瘦弱者调养。二者合用能生肌肉，补气血，壮筋骨，长力气，让孩子长得高，更强壮。

体内有风热者不宜多吃。

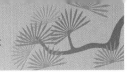

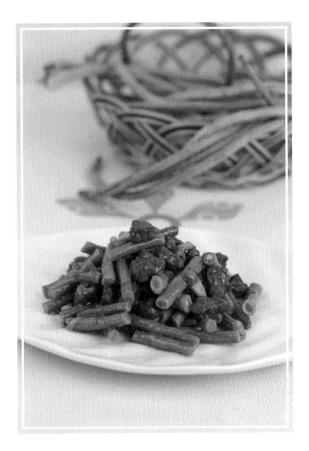

豇豆牛肉粒

〔出处〕

《本草纲目》。

〔功效〕

补肾健胃，益气养血，壮骨强身，用于青少年血虚萎黄、瘦弱乏力、筋骨不健。

〔材料〕

豇豆250克，牛肉150克。

〔调料〕

酱油、淀粉各15克，盐、鸡精各适量，葱花少许。

〔做法〕

1 豇豆洗净，切段，焯水。

2 牛肉切小丁，用盐、水淀粉抓匀，入温油中滑熟。

3 锅中倒入油烧热，下葱花炝锅，倒入牛肉丁、豇豆快速翻炒，加酱油、盐和鸡精炒匀即成。

专家箴言

牛肉可补脾胃，益气血，强筋骨，生肌肉，长力气，常用于羸瘦乏力、营养不良、贫血骨软。《本草拾遗》说它"补虚，令人强筋骨，壮健"。豇豆可健脾补肾，常用于脾胃虚弱、泻痢、吐逆、食积腹胀等。《本草纲目》说它"理中益气，补肾健胃，和五脏，调营卫，生精髓"。二者合用，可令青少年气足血旺、骨骼强壮、发育良好。

气滞便结者不宜多吃。

金樱子猪肚汤

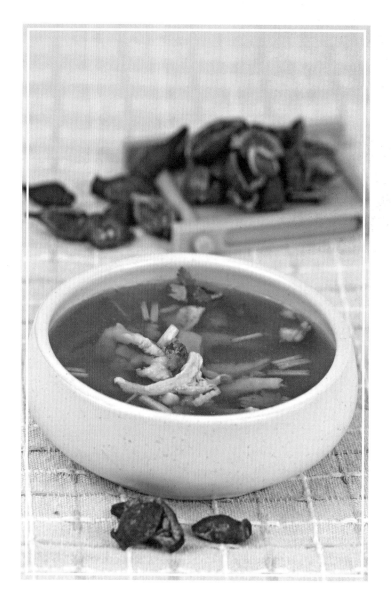

〔出处〕

《泉州本草》。

〔功效〕

固精，缩尿，涩肠，用于肾虚不固所致尿频、多尿、小便不禁，尤宜小儿遗尿者。

〔材料〕

金樱子30克，猪小肚1个，香菜段适量。

〔调料〕

料酒20克，盐、胡椒粉各适量。

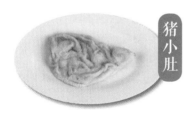

猪小肚

〔做法〕

1 将猪小肚切丝，焯水，洗净。

2 锅中放入金樱子，加适量水，煮20分钟，滤渣留汤。

3 放入猪小肚丝，倒入料酒，煮30分钟，加盐、胡椒粉调味，撒上香菜段即可。

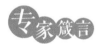专家箴言

猪小肚也叫猪脬、猪尿胞、猪胞，为猪的膀胱，是治遗尿的特效药。《本草纲目》说它"治梦中遗溺"。《备急千金要方》中说："治梦中遗尿，猪脬洗，炙食之"。金樱子可固精缩尿，涩肠止泻，也常用于遗尿、尿频。

《泉州本草》记载："治小便频数，多尿小便不禁，金樱子（去净外刺和内瓤）和猪小肚一个。水煮服"。现在常将此方用于3～10岁小儿遗尿（尿床），对老人肾虚尿频、尿多、遗尿、遗精等也有疗效。

有实火、邪热者忌服此汤。

延伸用法：遗尿方

〔出处〕

《平易方》。

〔功效〕

缩尿止遗，用于3~10岁小儿遗尿、尿床。

〔材料〕

羊小肚1个。

〔材料〕

葱段、姜片、盐、胡椒粉各适量。

〔做法〕

1 将羊小肚切块，焯水，洗净。

2 砂锅中放入羊小肚块，加适量水烧开，放入葱段、姜片，小火煮30分钟，加盐、胡椒粉调味即成。

羊小肚也叫羊脬、羊胞，为羊的膀胱，与猪小肚类似，都有缩小便的功效，也多用于尿频、遗尿。医圣孙思邈说它"治下虚遗尿"。因其味道腥臊，一定要清洗干净，多加葱、姜去腥调味。

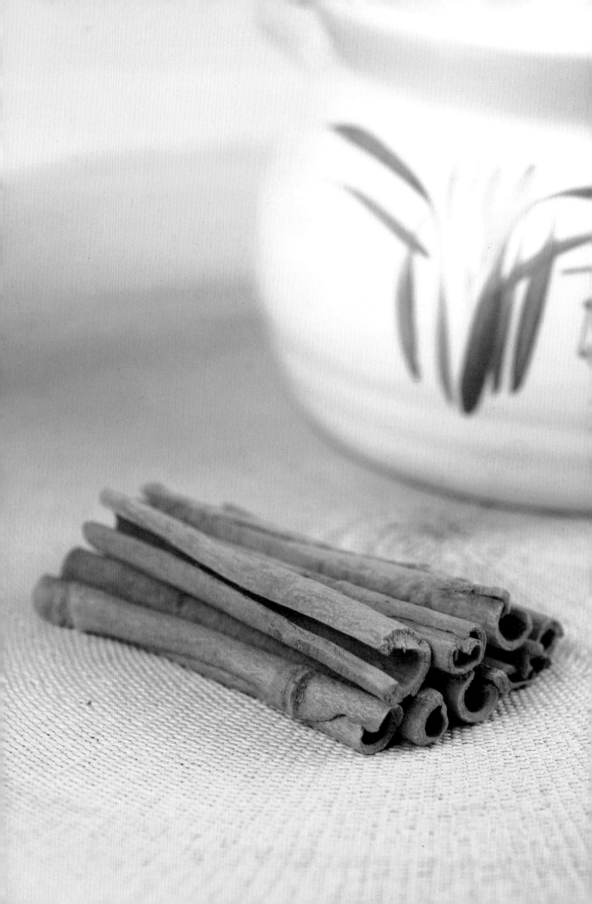

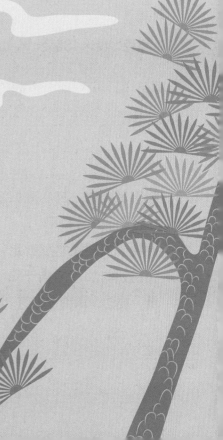

陆

补足肾阳，
温阳益气不冰冷

用于肾阳虚所致命门火衰、手脚冰凉、神疲乏力、尿多、水肿、虚喘者。

肉桂粥

〔出处〕

《粥谱》。

〔功效〕

补火助阳，壮腰健肾，暖宫祛寒，温里止痛，用于肾阳不足、命门火衰所致诸虚寒症。

〔材料〕

肉桂3克，粳米100克。

〔调料〕

红糖适量。

〔做法〕

1 将肉桂入锅，加水煎取浓汁，去渣留汁待用。

2 把粳米加适量水熬成粥，粥将熟时加入肉桂汁和红糖，搅匀，再稍煮即可。

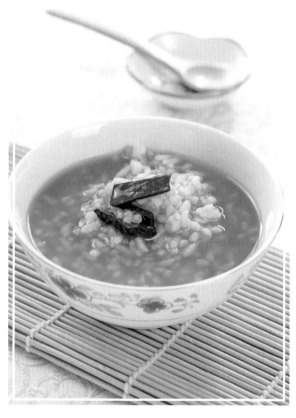

专家箴言

此粥补火助阳，补肾强腰，散寒止痛，活血通经，适合肾阳亏虚、命门火衰所致形寒肢冷、心腹冷痛、虚寒吐泻、腰膝冷痛、肾虚作喘诸症，男性阳痿、尿频、腰痛、寒疝以及女性痛经、经闭、宫寒、经量过少、经期推迟者均宜食用，是阳虚者的日常保养品。

内有实热或阳盛阴虚、内热烦渴、血燥血热、易出血者及孕妇不宜食用。

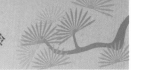

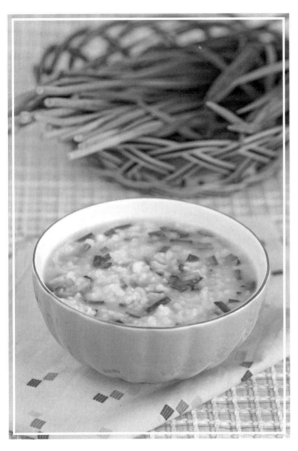

韭菜粥

〔出处〕

《本草纲目》。

〔功效〕

补肾壮阳，固精止遗，用于脾肾阳虚所致虚寒冷痛、腰膝无力、性功能下降。

〔材料〕

韭菜60克，粳米100克。

〔调料〕

盐适量。

〔做法〕

1 将粳米淘洗干净；韭菜择洗干净，切碎。

2 锅中放入粳米和适量水，煮至粥稠时放入韭菜和盐，再略煮即成。

专家箴言

　　韭菜有起阳草、壮阳草之称，是补益阳虚的良药。《本草纲目拾遗》说它"温中，下气，补虚，调和腑脏，令人能食，益阳，止泄白脓、腹冷痛，并煮食之"。《日华子本草》说它"止泄精尿血，暖腰膝，除心腹痼冷、胸中痹冷、痃癖气及腹痛等，食之肥白人"。

　　此粥适合脾肾阳虚所致心腹冷痛、阳痿早泄、腰膝无力、尿频、带下、崩漏者食用。

　　阴虚内热及疮疡、目疾患者不宜多吃。

山药核桃粥

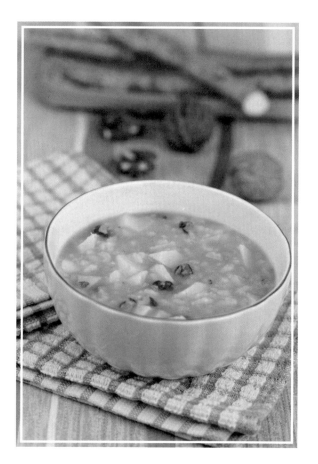

[出处]

民间验方。

[功效]

补肾固精，温肺定喘，用于阳气虚弱所致虚喘寒咳、食少气短、体倦乏力、腰腿疼痛、遗精、尿频、早衰。

[材料]

鲜山药70克，核桃仁20克，粳米100克。

[做法]

1 将鲜山药去皮，切块；核桃仁捣碎；粳米淘洗净。

2 将各材料放入锅中，加适量水，同煮至粥成。

专家箴言

山药补脾养胃，生津益肺，补肾涩精，用于脾肾亏虚所致食少久泻、虚喘、遗精、带下、尿频等。核桃仁补肾固精，温肺定喘，润肠通便。《医学衷中参西录》说它"为滋补肝肾、强健筋骨之要药，故善治腰疼腿痛，一切筋骨疼痛。为其能补肾，故能固齿牙，乌须发，治虚劳喘嗽，气不归元，下焦虚寒，小便频数，女子崩带诸症"。

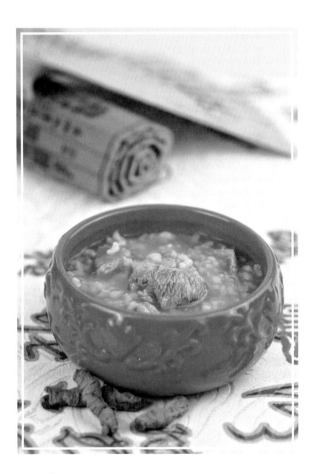

巴戟天羊肉粥

[出处]

民间验方。

[功效]

温肾壮阳，益气补中，祛寒养胃，强筋壮骨，增强体质。

[材料]

巴戟天30克，羊肉100克，粳米100克。

[调料]

料酒、淀粉各15克，盐、胡椒粉各适量。

[做法]

1 羊肉切片，用料酒和淀粉抓匀上浆；巴戟天放入砂锅，加水煎汤后滤渣留汤。

2 汤中倒入粳米，小火煮至粥稠，放入羊肉片滑散，再开锅加入盐、胡椒粉即可。

专家箴言

巴戟天补肾阳，强筋骨，祛风湿，常用于阳痿遗精、宫冷不孕、月经不调、少腹冷痛、风湿痹痛、筋骨痿软。羊肉益气补虚，暖中止痛，强筋壮骨，健脾养胃。此粥适合肾阳虚所致阳痿、遗精、早泄、宫寒、不孕不育者，体质瘦弱、神疲乏力、筋骨痿软、腰腿冷痛、畏寒怕冷、四肢不温者也宜常食。

阴虚火旺、热病发作者及暑热季节时不宜多吃。

附子粥

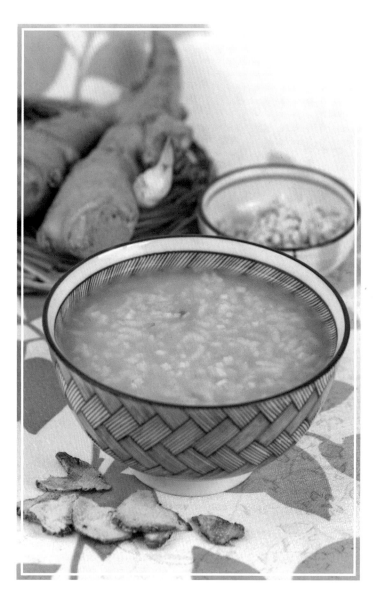

〔出处〕

《太平圣惠方》。

〔功效〕

补肾命火，助阳祛寒，温里止痛，用于肾阳不足、命门火衰、心腹冷痛、虚寒吐泻、四肢冰冷。

〔材料〕

制附子7克，生姜10克，粳米100克。

〔调料〕

白糖适量。

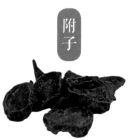

附子

[做法]

1 制附子加水煎煮30分钟（或口尝无麻辣感）后，取汤汁备用。

2 粳米淘洗干净；生姜切碎粒。

3 砂锅中倒入适量水和汤汁，大火烧开后放入粳米和生姜碎粒，小火煮至粥稠，加白糖调味即可。

专家箴言

附子为乌头之根的加工品。味辛、甘，性大热，归心、肾、脾经，是常用的温里药。可回阳救逆，补火助阳，散寒止痛，常用于肢冷畏寒、心腹冷痛、脾泻冷痢、脚气水肿、风寒湿痹、阳痿、宫冷等一切沉寒痼冷之疾。《名医别录》说它治"脚疼冷弱，腰脊风寒，心腹冷痛，霍乱转筋，下痢赤白"。《本草备要》说它"补肾命火，逐风寒湿"。

附子搭配发汗解表、温中止呕的生姜，祛寒止痛效力更强，适合虚寒冷痛、四肢不温者常食。

此粥辛热燥烈，阴虚阳亢、有热证者及孕妇忌用。另须注意：附子含乌头碱，有小毒，内服需炮制，内服过量或煎煮时间过短，可引起中毒。

延伸用法：生姜附子汤

[出处]

《经验方》。

[功效]

温中助阳，补火散寒，用于阳虚诸症，尤宜胃寒呕逆者。

[材料]

制附子7克，生姜片10克。

[调料]

冰糖适量。

[做法]

1 先把制附子放入砂锅中，加适量水煎煮30分钟（或口尝无麻辣感）。

2 加入生姜片和冰糖，继续煮15分钟，取汤汁饮用。

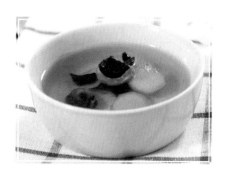

葱烧海参

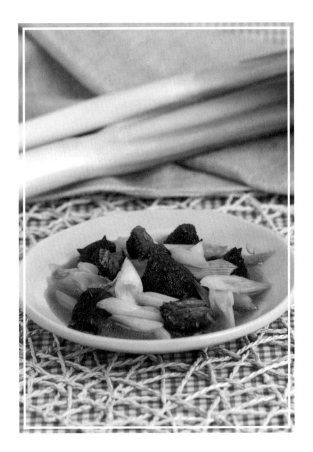

[出处]

民间验方。

[功效]

补肾壮阳，益精疗虚，用于阳虚所致体弱、阳痿、遗精。

[材料]

水发海参200克，大葱100克，姜片10克。

[调料]

红烧汁10克，料酒、水淀粉各15克，香油5克，盐、鸡精各适量。

[做法]

1 海参去内脏，洗净，切块；大葱洗净，切段。

2 锅中入油烧热，放姜片爆香，倒入适量水，加海参、红烧汁，小火煮5分钟，入葱段、盐、鸡精炒匀，勾芡，淋香油即可。

专家箴言

海参味咸、性温，有补肾益精、养血润燥、壮阳疗痿的作用，是气血亏虚、肾阳不足者的理想滋补品，老年阳气虚衰者常食可强壮体质。《食物本草》中说海参："味极鲜美，功擅补益，肴品中之最珍贵者也，主补元气，滋益五脏六腑。"

大葱可通阳气，散风邪，适合肾虚阳痿、遗精、阴寒腹痛者。

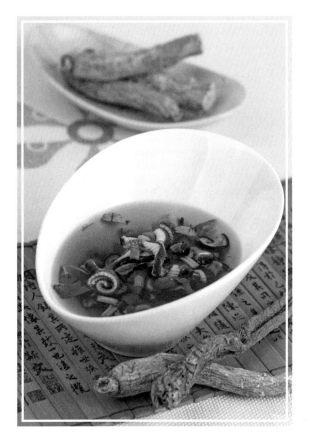

参归鳝鱼

[出处]

《本经逢原》。

[功效]

补气血，增力气，用于虚劳倦乏、体弱少力、虚寒冷痛、贫血。

[材料]

鳝鱼肉150克，人参10克，当归15克，香菜段适量。

[调料]

盐、胡椒粉各适量。

[做法]

1 将鳝鱼肉洗净，切丝。

2 锅中放入当归、人参，加适量水，煮30分钟，滤渣留汤。

3 汤中倒入鳝鱼丝，煮沸时撇净浮沫，加盐、胡椒粉调味，撒上香菜段即可。

专家箴言

鳝鱼味甘，性温，可益气血，补肝肾，强筋骨，祛风湿，常用于虚劳、阳痿、腰痛、腰膝酸软、风寒湿痹。

人参大补元气，可用于一切阴阳不足、气血津液虚损之证，适合劳倦虚弱、气短乏力、阳痿、尿频、吐泻、心悸、心腹冷痛者调养。当归可补血活血，改善血虚萎黄、虚寒腹痛等。合用则气血同补，效力更强。

内有实证、热证及有出血倾向者不宜多吃。

羊肾苏蓉羹

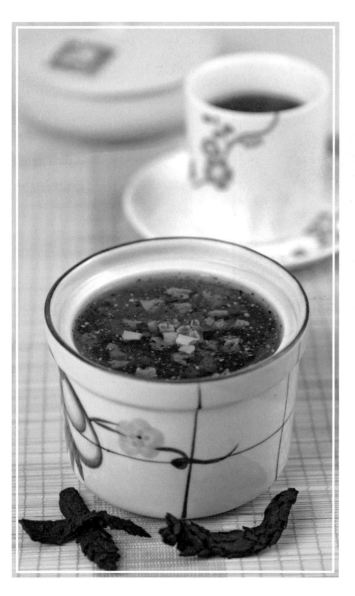

〔出处〕

《太平圣惠方》。

〔功效〕

助阳补虚，补肾益气，强腰疗痿，用于五劳七伤、阳气衰弱、腰脚无力、腰痛、阳痿、尿频、手脚冰冷等。

〔材料〕

白羊肾1对，酒制肉苁蓉30克。

〔调料〕

酱油15克，香葱末、水淀粉各15克，盐、胡椒粉各适量。

以酒炮制过的肉苁蓉为酒制肉苁蓉，补肾效果更好。

[做法]

1 将羊肾去臊腺，洗净后切成小丁，焯水后捞出；酒制肉苁蓉研成末。

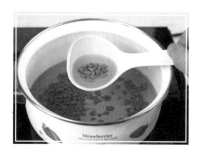

2 锅中倒入适量水，大火煮沸，放入羊肾丁和酱油，开锅时倒入肉苁蓉末，改小火煮 5 分钟。

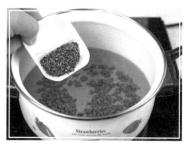

3 加入盐、胡椒粉调味，再用水淀粉勾芡汁。

4 将汤羹盛入碗中，撒上香葱末即可。

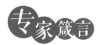专家箴言

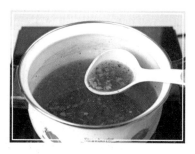

此方在《太平圣惠方》《普济方》《饮膳正要》等医书中均有记载，是助阳补虚的食疗名方。

肉苁蓉可补肾助阳，适合肾阳不足所致尿频、腰膝冷痛、足膝痿弱、阳痿、泄精、不孕不育、带下、血崩者调养。男女及老年人体质虚寒、神疲乏力、久病体虚、手脚冰冷、气血不足、血枯便秘者均宜食用。

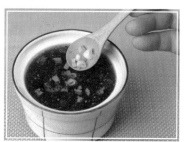

羊肾可补肾气，益精髓，常用于肾虚劳损、腰脊疼痛、足膝痿弱、耳聋、阳痿、尿频、遗尿等。羊肾的胆固醇含量偏高，心血管病人不宜多吃。

此方偏燥热，故阴虚火旺、实热、阳亢者不宜多吃。

清炖杜仲鹌鹑

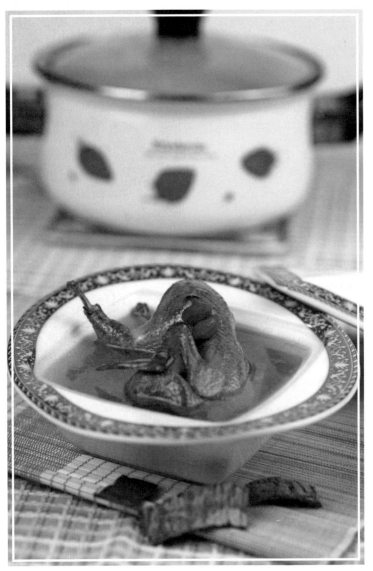

[出处]

民间验方。

[功效]

补益肾气，强腰壮骨，增强性欲，用于肾气亏虚所致腰痛、阳痿、性欲低下、筋骨痿软。

[材料]

鹌鹑1只，杜仲25克，枸杞子15克。

[调料]

料酒20克，盐适量。

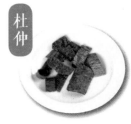

杜仲

[做法]

1 将鹌鹑去毛、内脏，剁去爪，清洗干净。

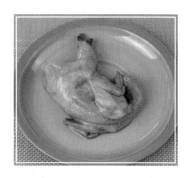

2 杜仲和枸杞子分别洗净，装入调料袋中，封好口。

3 把处理干净的鹌鹑放入冷水锅中，大火煮沸，捞出后清洗干净。

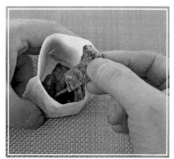

4 将鹌鹑放入锅中，加适量水煮沸，放入调料袋和料酒，小火煮1小时，加盐调味，再煮5分钟即成。

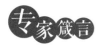 专家箴言

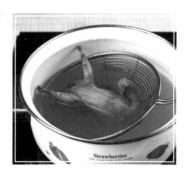

鹌鹑肉是补益强壮的食疗佳品，可补五脏，续中气，益精血，助肾阳，强筋骨，疗体虚，止泻痢。男女食用均有增强性功能、改善性欲低下的作用。

杜仲补肝肾，强筋骨，常用于肾虚腰痛、筋骨无力。枸杞子滋补肝肾，益精养血，常用于虚劳精亏、腰膝酸痛、眩晕耳鸣、血虚目暗。二者与鹌鹑合用，适合肾气亏损所致腰痛腿软、性欲低下、阳痿者调养，男女皆宜。体质虚弱、羸瘦乏力、疲劳倦怠、精力不足者常吃也有很好的补益作用。

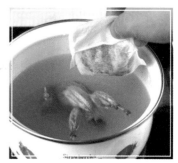

阳亢、热病发作者不宜多吃。

肉桂羊肉汤

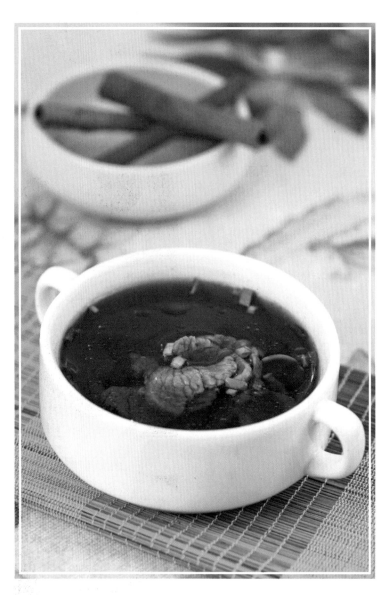

〔出处〕
民间验方。

〔功效〕
补肾助阳，温中止痛，活血通经，用于脾肾阳虚所致脘腹冷痛、阳痿、痛经、宫寒、泄泻、腰膝酸痛、肢冷畏寒。

〔材料〕
羊瘦肉100克，肉桂10克。

〔调料〕
料酒、淀粉各15克，香葱末少许，盐适量。

[做法]

1 将羊瘦肉洗净，切成片，用料酒和淀粉拌匀上浆。

2 把肉桂放入锅中，加适量水，煎煮20分钟。

3 放入羊肉片，滑散，再开锅时撇去浮沫，加盐调味。

4 将肉桂羊肉汤盛入汤碗内，撒上香葱末即成。

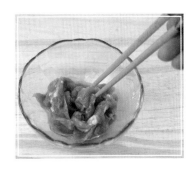

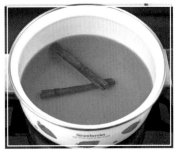

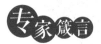 专家箴言

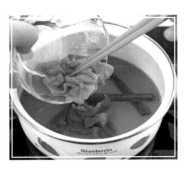

肉桂、羊肉都是温里散寒、补肾壮阳的材料。二者合用可补元阳，暖脾胃，通血脉，除积冷，壮腰膝，常用于肾阳不足所致虚寒诸症，也可有效抵御外寒内侵。

常食此汤对改善阳痿、腰痛、腰膝冷痛、虚寒腹痛、泄泻、痛经、经闭、宫寒等虚寒症状非常有益，体质瘦弱、四肢乏力、精神疲惫、食少便溏、肢冷畏寒、手脚冰凉、气血不足者也宜食用。

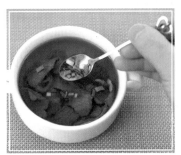

肉桂和羊肉都是热性大的食材，阳亢、实热、阴虚火旺、热性病患者及有出血倾向者、孕妇均不宜食用。

肉苁蓉酒

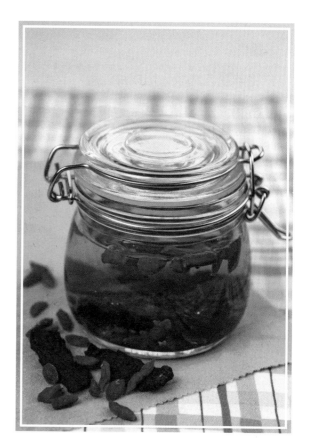

〔出处〕

民间验方。

〔功效〕

补益肝肾，壮阳滋阴，补虚填精，润肠通便，用于男女阳虚阴亏所致性欲低下、性功能衰退、虚寒腹痛以及老年血枯肠燥便秘。

〔材料〕

肉苁蓉30克，枸杞子20克，白酒500克。

〔做法〕

1 将肉苁蓉和枸杞子放入广口瓶内，灌入白酒，密封浸泡15天后饮用。

2 每日早、晚各1次，空腹温饮10~15毫升。

专家箴言

此方适合阳虚阴亏所致性欲低下，男子阳痿、遗精、早泄、不育，女子月经不调、痛经、宫寒不孕者。年老肾亏、下腹冷痛、腰膝酸痛、大便燥结者也宜饮用。《圣济总录》记载，以酒煮肉苁蓉作膏丸（肉苁蓉丸），"治下部虚损，腹内疼痛，不喜饮食"。《医学广笔记》记载，肉苁蓉白酒浸，"治高年血液枯槁，大便燥结，胸中作闷"。

体质燥热、阴虚火旺者不宜多饮。

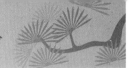

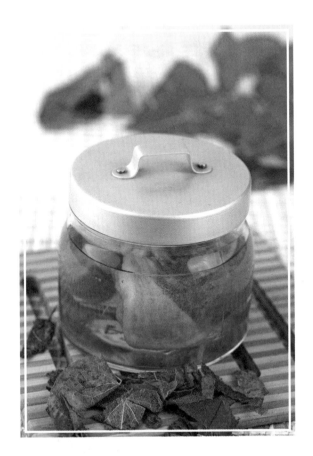

仙灵脾酒

〔出处〕

《本草纲目》。

〔功效〕

补肾阳，壮筋骨，祛风湿，用于性功能衰退、腰膝发凉、麻木、酸软疼痛、腿足屈伸不利、风寒湿痹。

〔材料〕

淫羊藿60克，白酒500毫升。

〔做法〕

1 将淫羊藿洗净，装入纱布袋中，封好口，放入白酒中浸泡，密封3日后即可饮用。

2 每日睡前饮服10~30毫升。

专家箴言

　　仙灵脾即淫羊藿，可补肾阳，强筋骨，祛风湿，增强性欲，提高性机能，常用于肾阳虚所致阳痿遗精、筋骨痿软、风湿痹痛、麻木拘挛等。淫羊藿借助酒力，其助肾阳、通筋脉、除寒湿的效果更佳，适合男子阳痿不举、遗精、早泄、女子不孕者饮用，也适合老年肾虚腰痛、尿频、腰膝酸软、四肢凉麻、风寒湿痹者。

　　阴虚火旺者不宜多饮。

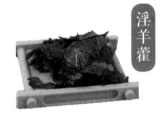

淫羊藿

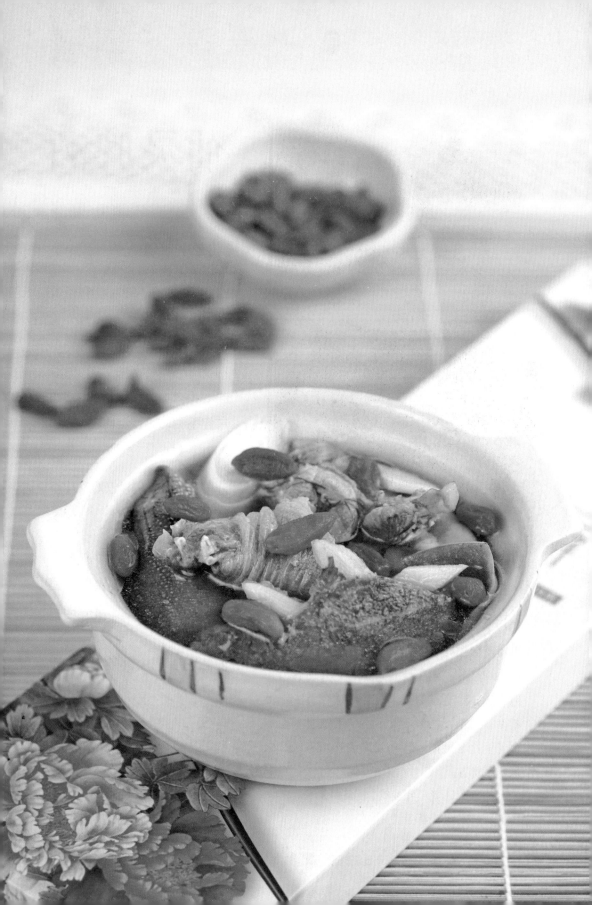

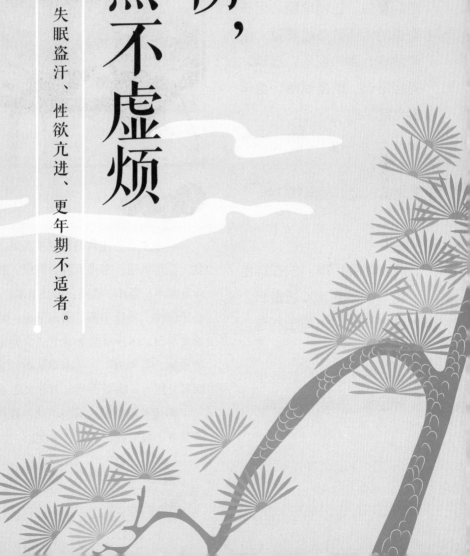

柒

补足肾阴，
滋阴清热不虚烦

用于肾阴虚所致五心烦热、失眠盗汗、性欲亢进、更年期不适者。

熟地粥

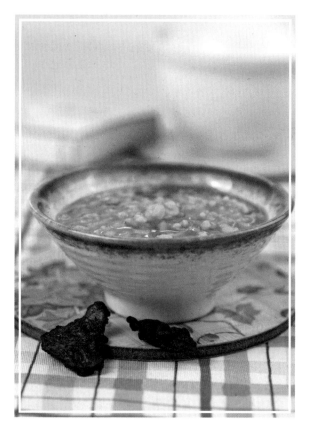

[出处]

民间验方。

[功效]

滋阴补血，益精填髓，用于肾虚阴亏所致血虚萎黄、腰膝酸软、潮热盗汗、遗精、月经不调、眩晕耳鸣，更年期尤宜。

[材料]

熟地黄30克，粳米100克。

[做法]

1 将熟地黄切碎，放在料包内，入砂锅，加适量水，煎煮30分钟，取出料包，留汤。

2 汤中倒入淘洗好的粳米，补足水，煮至粥稠即成。

专家箴言

熟地黄为生地黄的炮制加工品。可滋阴补血，益精填髓，常用于肝肾阴虚、腰膝酸软、骨蒸潮热、盗汗、遗精、内热消渴、血虚萎黄、心悸怔忡、月经不调、崩漏下血、眩晕耳鸣、须发早白。《珍珠囊》说它"大补血虚不足，通血脉，益气力"。《本草从新》说它治"一切肝肾阴亏，虚损百病，为壮水之主药。"

熟地黄较黏腻，有碍消化，脾胃虚弱、气滞痰多、腹胀便溏者不宜多吃。

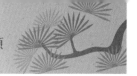

桑椹粥

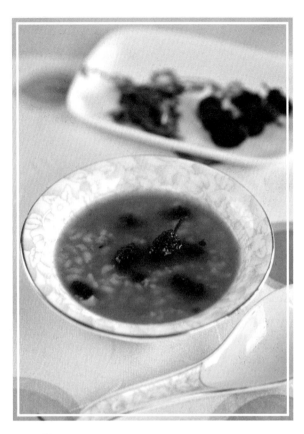

〔出处〕

《粥谱》。

〔功效〕

补益肝肾，养血填精，生津润燥，用于肝肾阴亏所致眩晕耳鸣、眼目昏花、须发早白、肠燥便秘、失眠。

〔材料〕

桑椹15克（鲜品30克），糯米100克。

〔做法〕

1 将桑椹浸泡一会儿，洗净；糯米淘洗干净。

2 桑椹、糯米一起放入砂锅内，加适量水烧开，撇去浮沫，改小火煮30分钟，至粥成即可。

专家箴言

　　桑椹补益肝肾，生津润燥，常用于肝肾阴亏所致眩晕耳鸣、心悸失眠、须发早白、内热烦渴、血虚便秘。《滇南本草》说它"益肾脏而固精，久服黑发明目"。《本草经疏》说它"甘寒益血而除热，为凉血补血益阴之药"。《闽南民间草药》说它"治心肾衰弱不寐，或习惯性便秘"。

　　此粥适合阴虚内热者食用，脾胃虚寒腹泻者不宜多吃。

山药
茱萸粥

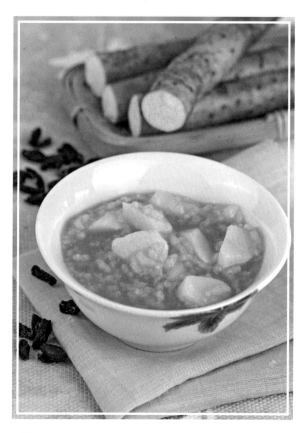

〔出处〕

民间验方。

〔功效〕

滋阴固肾，用于肾阴亏虚所致消渴、尿频尿多、尿浊如脂膏、口干舌燥、糖尿病。

〔材料〕

鲜山药60克，山茱萸20克，粳米100克。

〔做法〕

1 将粳米淘洗干净；鲜山药去皮，洗净，切块。

2 锅中放入山茱萸和水，煮15分钟，滤渣留汤。

3 汤中倒入粳米和山药块，煮至粥成。

专家箴言

　　山药健脾补肾，固精止泻，常用于食少久泻、肾虚遗精、带下、尿频、虚热消渴。山茱萸可补益肝肾，涩精固脱，常用于眩晕耳鸣、腰膝酸痛、阳痿遗精、遗尿尿频、崩漏带下、内热消渴。《药性论》说它"止月水不定，补肾气，兴阳道，添精髓，疗耳鸣……止老人尿不节"。此粥也可用于阴虚内热型糖尿病。

　　命门火炽、强阳不痿、湿热内蕴、积滞便秘、小便淋涩者不宜多吃。

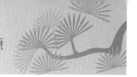

牡蛎蒸蛋

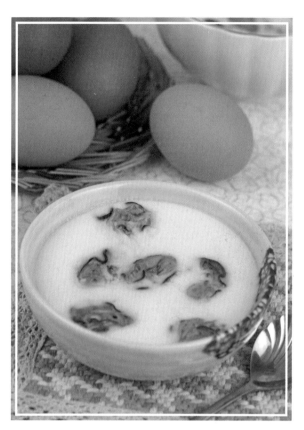

〔出处〕

民间验方。

〔功效〕

滋阴养血，安神除烦，用于
阴血不足所致虚热口渴、失
眠、健忘、心烦不安。

〔材料〕

牡蛎肉60克，鸡蛋2个。

〔调料〕

盐适量。

〔做法〕

1 将牡蛎肉焯水后洗净。

2 鸡蛋打入蒸碗，加入温水
搅打均匀，放入牡蛎肉和
盐拌匀，用保鲜膜封上。

3 蒸锅烧上汽，放入蒸碗，
大火蒸10分钟即成。

专家箴言

　　牡蛎肉也叫蛎黄，可滋阴养血，安神除
烦，常用于烦热失眠、心神不安。《食经》说
它"治夜不眠，志意不定"。《本草拾遗》说
他"煮食，主虚损，妇人血气，调中，解丹
毒"。鸡蛋可滋阴润燥，养血补虚，也常用于
热病烦闷、气血虚弱。二者可用，可补血虚，
除烦热，益精髓，补虚损，尤宜阴虚内热、失
眠烦躁者补益。

　　有痰饮、积滞者不宜多吃。

桑椹黑豆羹

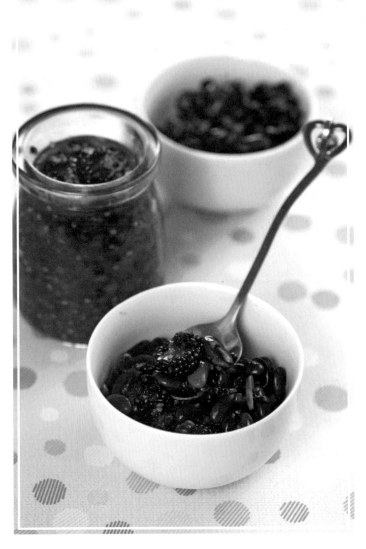

〔出处〕

民间验方。

〔功效〕

补益肝肾，滋阴养血，乌发明目，强腰填精，延缓衰老，用于肝肾亏虚所致腰膝酸软、性功能减退、须发早白、耳聋眼花、失眠健忘、潮热盗汗。

〔材料〕

鲜桑椹200克，黑大豆50克。

〔调料〕

白糖15克，蜂蜜30克。

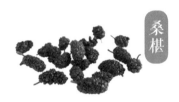

桑椹

[做法]

1 将黑大豆浸泡一夜，待涨发后用煮锅煮
　至软烂，捞出，沥水备用。

2 将鲜桑椹去蒂，洗净，放入煮锅中，加
　白糖和少许水，煮至软烂，晾凉后加蜂
　蜜，捣匀成桑椹酱。

3 取适量桑椹酱，与黑大豆充分拌匀即成。

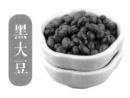

黑大豆

 专家箴言

　　桑椹可补血滋阴，生津润燥，常用于肝肾阴虚所致眩晕耳鸣、心悸失眠、须发早白、津伤口渴、内热消渴、血虚便秘。《随息居饮食谱》说它"滋肝肾，充血液，祛风湿，健步履，息虚风，清虚火"。

　　黑大豆可活血、利水、祛风、解毒，常用于水肿胀满、痈肿、筋挛、膝痛、潮热盗汗。《本草汇言》说它"煮汁饮，能润肾燥，故止盗汗"。《日华子本草》说它"调中下气，通经脉"。

　　此方适于肾阴虚的中老年人食用，抗衰老功效明显。虚羸、容颜早衰、须发早白、眼目昏花、视力不佳、失眠健忘者也宜多吃。女性常吃可改善月经不调及潮热盗汗、烦躁不宁等更年期不适。

　　肾阳虚、脾胃虚寒作泄者不宜多吃。

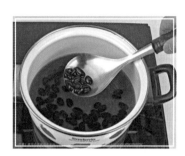

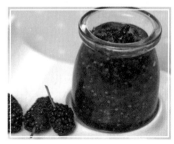

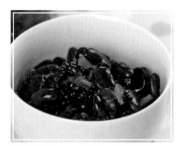

瑶柱
瘦肉汤

〔出处〕

民间验方。

〔功效〕

补肾滋阴，用于肾阴虚所致
心烦口渴、夜尿频多、失眠
多梦、神经衰弱。

〔材料〕

江瑶柱25克，猪瘦肉150克。

〔调料〕

料酒、淀粉各15克，盐、胡
椒粉各适量，香葱末少许。

〔做法〕

1 将猪瘦肉洗净，切丝，用
  料酒、淀粉上浆。

2 锅中放入瑶柱和适量水，
  煮15分钟，倒入肉丝滑
  散，再煮沸时加盐、胡椒
  粉调味，撒上香葱末即成。

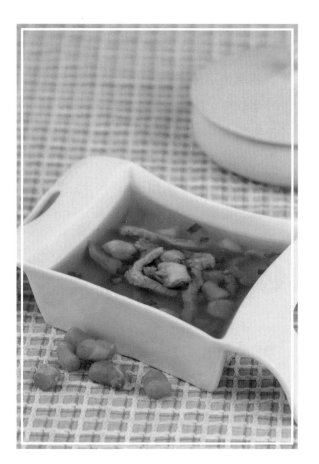

专家箴言

　　江瑶柱也叫带子、干贝。可滋阴补肾，调
中下气，常用于阴虚消渴、尿频尿多、宿食停
滞。《本草从新》说它"下气调中，利五脏，
疗消渴，消腹中宿食"。《本草求原》说它
"滋真阴，止小便"。《随息居饮食谱》说它
"补肾。与淡菜（即贻贝）同"。

　　江瑶柱搭配滋阴养血、润燥补虚的猪肉，
滋补肾阴的作用更好。

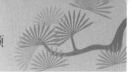

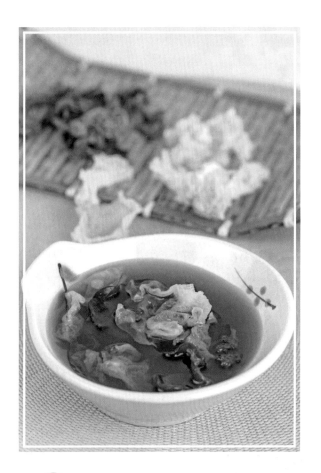

双耳汤

[出处]

民间验方。

[功效]

滋阴润燥，清肠排毒，降压降脂，用于肾阴虚所致肠燥便秘、高血压、高血脂、动脉硬化、眼底出血、咳嗽喘息、糖尿病。

[材料]

银耳、黑木耳各10克。

[调料]

冰糖少许。

[做法]

1 将银耳、黑木耳用温水发泡，并摘除蒂柄，除去杂质，洗净，放入碗内，加适量水及少许冰糖。

2 碗置于蒸笼中，上火蒸1小时，待双耳熟透即成。

专家箴言

　　黑木耳补血活血，凉血止血，净肠通便，常用于阴虚血亏、高血压、高血脂、糖尿病、便秘、崩漏、便血、眼底出血、咳血。

　　银耳也叫白木耳、雪耳，是养阴润燥、排毒养颜、滋补强壮的佳品，滋润而不腻滞，常用于病后体虚、容颜憔悴、津干口渴、崩漏、大便秘结、神经衰弱、高血压病、血管硬化。

　　虚寒溏泄者不宜多吃。

枸杞甲鱼汤

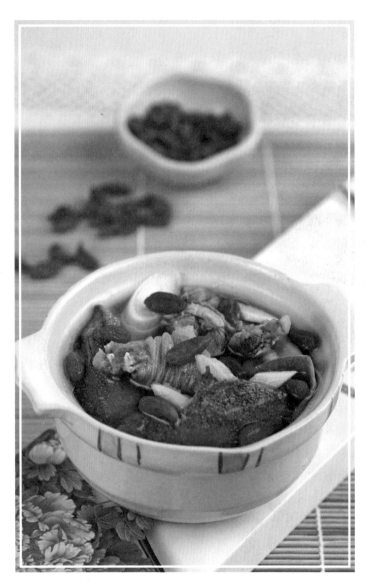

【出处】

《随园食单》。

【功效】

滋阴填精，大补气血，用于肝肾阴虚所致肾精亏虚、虚劳乏力、腰膝酸软、头晕眼花、阳痿、遗精、月经不调。

【材料】

处理干净的甲鱼1只，枸杞子30克，熟地黄20克。

【调料】

料酒、葱段、姜片各20克，盐适量。

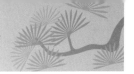

[做法]

1 将处理干净的甲鱼切成大块，入冷水锅
中加热，焯烫一下，捞出洗净；枸杞子
洗净备用。

2 将熟地黄洗净，入锅加适量水煎煮，过
滤去渣，取煎汁100毫升备用。

3 将甲鱼块放入砂锅内，加适量水，放入
葱段、姜片和枸杞子，调入料酒和盐，
小火炖煮1.5小时。

4 兑入熟地黄煎汁即可。

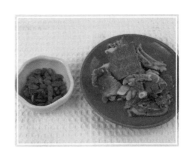

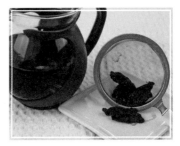

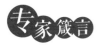 专家箴言

甲鱼是大补阴血之品，可滋肝肾之阴，清
虚劳之热，常用于阴虚发热、血虚羸弱、骨蒸
劳热、经闭。

枸杞子滋补肝肾，益精明目；熟地黄滋阴
补血，益精填髓。二者与甲鱼合用，滋阴补肾
的效果更好，适合肝肾阴虚所致腰膝酸软、头
晕眼花、虚劳盗汗、腰酸腿疼、免疫力低下、
身体瘦弱乏力者。男子劳倦精亏、阳痿、遗
精，女子闭经、崩漏、更年期不适、产后虚弱
腰痛者均宜食用。

甲鱼较滋腻，脾胃阳衰、湿重、消化不良、
泄泻便溏者不宜多吃。孕妇不宜多吃甲鱼。

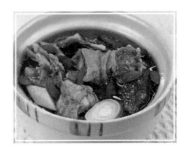

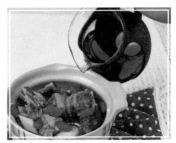

首乌鲫鱼汤

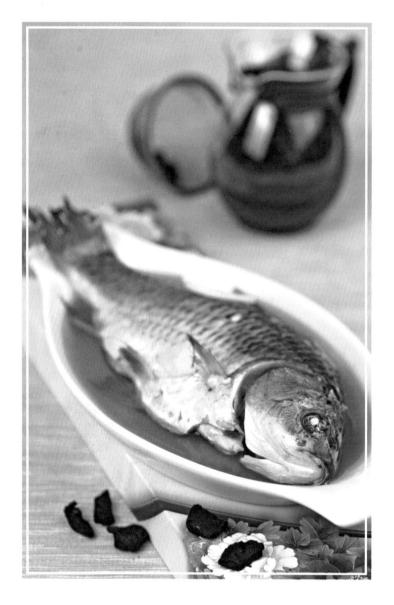

〔出处〕

民间验方。

〔功效〕

补肝肾，益精血，
健脾胃，消水肿，
用于血虚萎黄、眩
晕耳鸣、须发早白、
神经衰弱、体虚水
肿、腰膝酸软、憔
悴乏力。

〔材料〕

活鲫鱼1条，制何
首乌6克。

〔调料〕

葱段、姜片各15
克，盐适量。

[做法]

1 将活鲫鱼去鳞，剖腹，去内脏，洗净。

2 将制何首乌切成小块，加水泡半小时，
　上火煎浓汁，去渣，取药汁备用。

3 锅中放入鲫鱼，加适量水煮沸，撇去浮
　沫，加葱段、姜片，小火煮30分钟，
　加盐调味。

4 煮好的鱼汤加入制何首乌药汁即可。

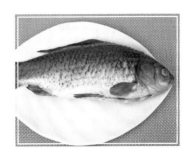

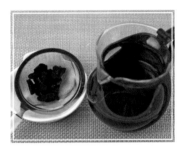

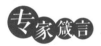专家箴言

　　制何首乌可补肝肾，益精血，乌须发，
强筋骨，悦颜色，常用于血虚萎黄、眩晕耳
鸣、须发早白、腰膝酸软、肢体麻木、崩漏带
下、久疟体虚、高血脂、神经衰弱等。《本草
纲目》说它"此物气温味苦涩，苦补肾，温补
肝，能收敛精气，所以能养血益肝，固精益
肾，健筋骨，乌发，为滋补良药"。

　　制何首乌为生何首乌的炮制加工品。生
何首乌有一定毒性，炮制后毒性降低，补肝
肾、益精血的作用增强了，故选材时切记要用
制何首乌。

　　鲫鱼有补虚益气、利尿消肿、健脾除湿
的功效，常用于体虚水肿、食少乏力。

　　此方适合脾肾气血虚弱、羸瘦乏力、营
养不良、肾虚水肿者食用，血虚精亏所致容颜
早衰、面容憔悴、须发早白者也宜常吃。

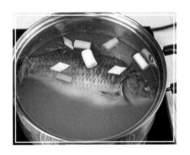

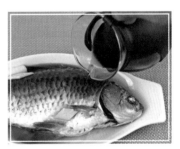

大便溏泄、感冒发热者
不宜多吃。

清炖鸭汤

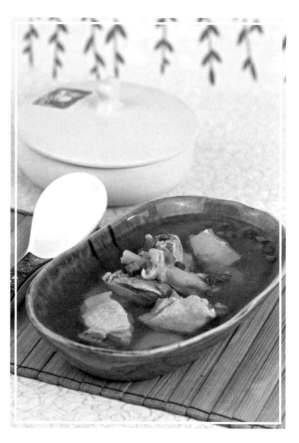

[出处]

民间验方。

[功效]

凉补气血，滋阴退热，利尿消肿，用于阴虚内热、虚劳骨蒸、潮热盗汗、心烦口渴、糖尿病、肾虚水肿。

[材料]

鸭子250克，姜片20克，香葱末适量。

[调料]

料酒20克，盐适量。

[做法]

1 将鸭子剁成块，焯水捞出。
2 锅中放入鸭块，加适量水烧开，撇去浮沫，放入姜片和料酒，小火煮1小时，放盐，继续煮5分钟，撒上香葱末即成。

专家箴言

鸭肉能健脾胃，养阴血，补肾虚，利小便，消水肿，疗补虚劳，滋阴退热，是体虚有热者凉补气血的理想补益品，尤宜阴虚内热所致骨蒸、盗汗、低烧、烦渴、水肿、虚咳者食用，也适合糖尿病患者食用。《本草备要》说它"甘冷。入肺、肾血分，滋阴补虚，除蒸止嗽，利水道，治热痢"。

虚寒腹痛、腹泻及感冒者不宜多吃。

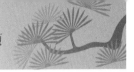

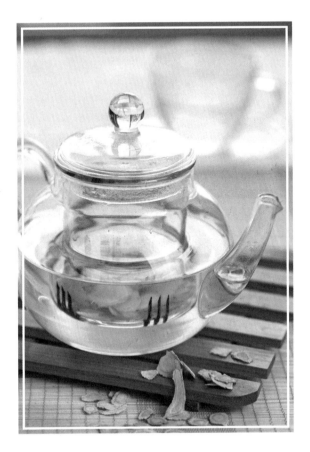

洋参茶

〔出处〕

《经验方》。

〔功效〕

补气养阴，清火生津，用于阴虚内热、心烦口渴、虚劳体倦、精力不足、咳喘痰血、神经衰弱、糖尿病。

〔材料〕

西洋参饮片15克。

〔做法〕

将西洋参饮片放入壶中，冲入沸水，浸泡15分钟即可饮用。可多次冲泡，代茶频饮。

专家箴言

西洋参也叫洋参、花旗参。可补阴益气、清热生津，常用于阴虚内热、心烦体倦、口燥咽干、消渴、神经衰弱、气虚咳喘、劳伤精亏等，适合虚热体质、易上火者及暑热季节补益。《本草从新》说它"补肺降火，生津液，除烦倦。虚而有火者相宜"。《药性考》说它"补阴退热"。

中阳衰微、胃有寒湿者忌服。

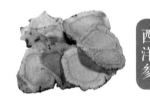

西洋参

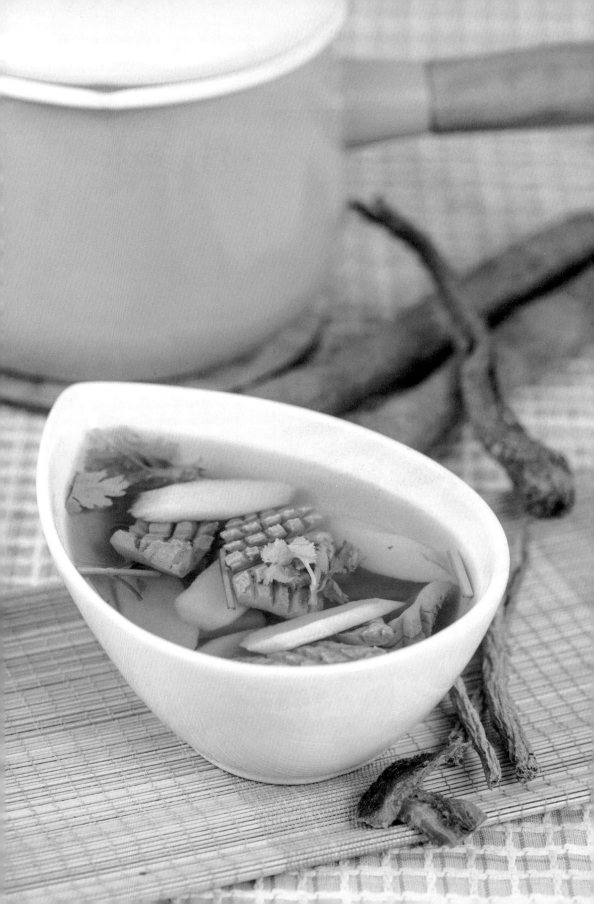

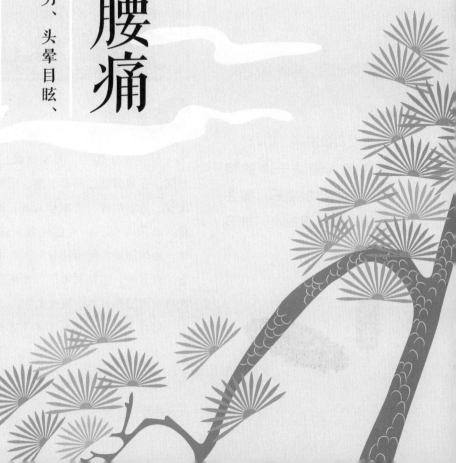

捌

补肾填精，精力旺盛不腰痛

用于肾精亏虚所致虚劳倦怠、腰痛乏力、头晕目眩、眼目昏花、白发早生、脑力衰退者。

海参粥

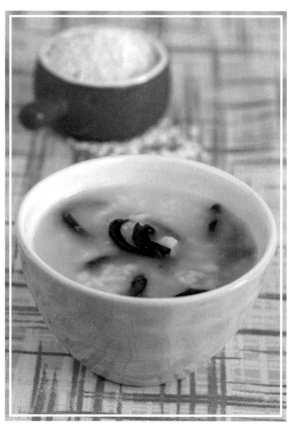

〔出处〕

《老老恒言》。

〔功效〕

益精，养血，补肾，助阳，用于虚劳精亏、肾虚腰痛、阳痿、贫血、体虚乏力、肾虚水肿。

〔材料〕

水发海参30克，糯米100克。

〔做法〕

1 将水发海参洗净，切丝。
2 锅中放入淘洗干净的糯米，加适量水烧开，撇去浮沫，放入海参丝，煮至粥稠即成。

海参

专家箴言

　　海参补肾益精，养血润燥，常用于精血亏损、虚弱劳怯、阳痿梦遗、尿频尿多、肠燥便秘、肾虚水肿。《本草从新》说它"补肾益精，壮阳疗痿"。《药性考》说它"降火滋肾，通肠润燥，除劳怯症"。《本草求原》说它"润五脏，滋精利水"。此粥适合中老年肾虚精亏者滋补调养，男性尤宜。

　　脾虚不运、外邪未尽者不宜多吃。

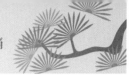

黑芝麻黑豆粥

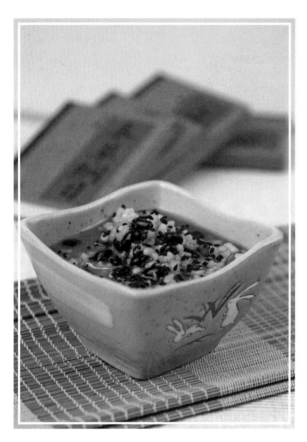

〔出处〕

民间验方。

〔功效〕

益肾填精，养肝补血，用于精亏体倦、腰酸腿痛、眩晕耳鸣、发白目干、失眠健忘。

〔材料〕

熟黑芝麻20克，黑大豆25克，粳米100克。

〔调料〕

白糖适量。

〔做法〕

将黑大豆和粳米分别淘洗干净。先将黑大豆放入锅中，加适量水，小火煮1小时，再倒入粳米煮至粥成，放入白糖和熟黑芝麻，搅匀即成。

专家箴言

　　黑芝麻滋补肝肾，益精补血；黑大豆健脾益肾，利水消肿，滋阴润燥。此粥适合血虚精亏所致心烦易怒、眩晕耳鸣、眼睛干涩、大便秘结、须发早白、皮肤失养者。男性食用可提高精子质量，遗精、不育、性功能下降者宜食。更年期女性食用可缓解性欲低下、虚烦失眠、萎黄、眩晕等不适，并可预防妇科病发生。老年人食用可改善肾虚腰痛、腿脚无力、肾虚水肿。肠滑腹泻者不宜多吃。

法制黑豆

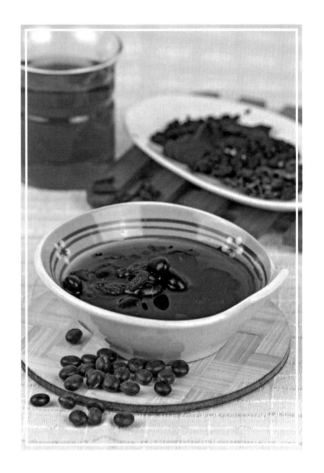

[出处]

《景岳全书》。

[功效]

补益肾精，强筋壮骨，用于肾精不足、肾阴亏损所致头晕目眩、耳鸣耳聋、消瘦筋软、尿频遗精、腰酸腿痛。

[材料]

黑大豆100克，山茱萸、茯苓、当归、桑椹、熟地黄、补骨脂、菟丝子、墨旱莲、五味子、地骨皮、枸杞子、黑芝麻各10克。

[调料]

盐适量。

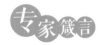
专家箴言

原方主料为黑大豆，另配十余种益肾材料制成。如果觉得材料太多，也可选择其中几种。

[做法]

1 黑大豆用温水泡30分钟备用。

2 将山茱萸、茯苓、当归、桑椹、熟地黄、补骨脂、菟丝子、墨旱莲、五味子、地骨皮装入调料袋，放入锅中，加水煎煮40分钟，取出调料袋。

3 放入黑大豆、枸杞子、黑芝麻，小火煮30分钟，加盐再煮10分钟即成。

4 分成4份食用。

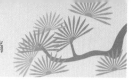

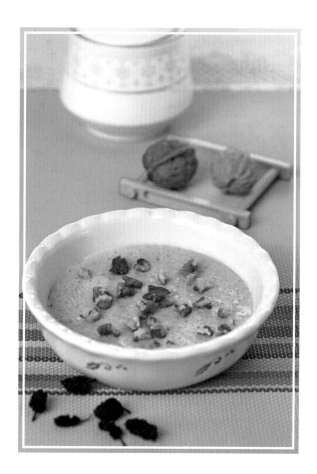

桑椹核桃蒸蛋

[出处]

民间验方。

[功效]

养血润燥，补益肝肾，用于血虚精亏所致头昏眼花、须发早白、脑力衰退、大便秘结。

[材料]

桑椹20克，核桃仁15克，鸡蛋2个。

[调料]

盐少许。

[做法]

1 将桑椹洗净，加水煎煮，滤渣，取100毫升汤汁。

2 将核桃仁倒入炒锅中，炒至微黄，取出，捣碎备用。

3 把鸡蛋磕入蒸碗打散，加盐，倒入桑椹煎汁，边倒边搅拌，搅至均匀。

4 将蒸碗上蒸锅蒸10分钟，取出蒸碗，撒上打碎的核桃仁即成。

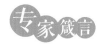

专家箴言

　　桑椹育肾阴，核桃仁补肾气，鸡蛋养阴血。此方气阴双补，养血益精，健脑明目，乌发养颜，润肠通便，尤宜老年肾虚者。

　　脾胃虚寒腹泻者不宜多吃。

归参山药猪腰

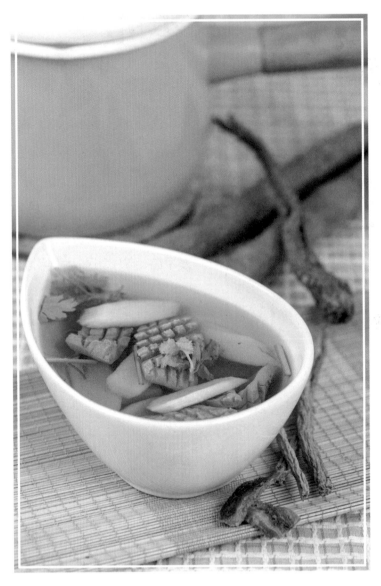

〔出处〕

《百一选方》。

〔功效〕

养血益气，补肾益精，用于气血亏损兼肾精不足所致肾虚腰痛、膝腿酸软、贫血萎黄、眩晕失眠、体倦乏力。

〔材料〕

猪腰150克，鲜山药100克，当归、党参各10克。

〔调料〕

香菜段10克，盐、胡椒粉各适量。

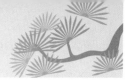

〔做法〕

1 将猪腰剔去筋膜，洗净，切花刀，焯水
  去腥；山药洗净，去皮，切片。

2 当归、党参装入调料袋，放入锅中，加
  水煎煮30分钟，取出调料袋，放入山药
  片，煮熟。

3 放入猪腰，略煮，加盐、胡椒粉调味，
  盛入汤碗，撒上香菜段即可。

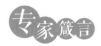

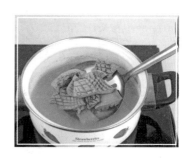

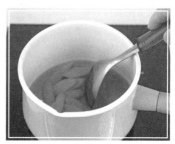

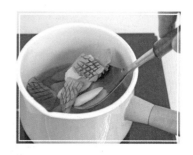

当归是补血药，可补血活血，调经止痛，
润肠通便，常用于血虚萎黄、眩晕心悸、月经
不调、经闭痛经、虚寒腹痛、肠燥便秘等。

党参为上党人参，为补气药，药力比人参
稍弱，日常食疗中使用较多。可补中益气，补
虚生津，常用于气短心悸、食少便溏、虚喘咳
嗽、内热消渴、体倦乏力、贫血萎黄。当归与
党参合用，可气血双补，互为促进，食疗效果
尤佳。

山药健脾止泻，固肾益精，是气阴双补之
品，对虚弱乏力、便溏泄泻、肾虚咳喘、腰膝
酸软、内热消渴等均有作用。

猪腰补肾益精，治肾精亏虚所致腰痛有良
效。

有实邪、积滞、实热便秘及有出血倾向者
不宜多吃。

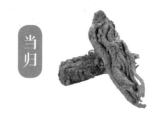
当归

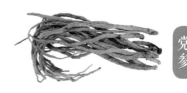
党参

羊脊苁蓉汤

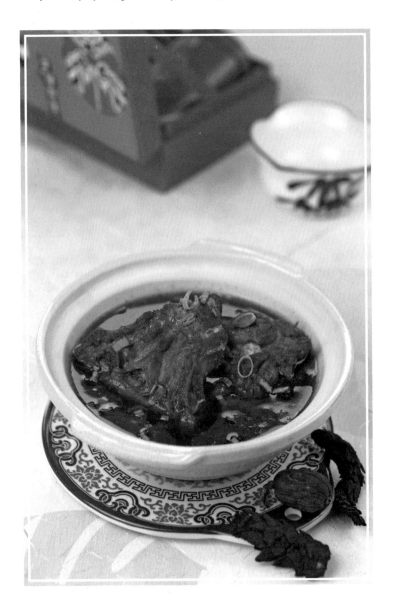

〔出处〕

《本草纲目》。

〔功效〕

补肾虚，暖肾阳，填精髓，健筋骨，用于肾虚腰痛、膝腿无力、筋骨挛痛、骨质疏松。

〔材料〕

羊脊骨500克，肉苁蓉20克，蒜苗末20克。

〔调料〕

草果10克，姜片20克，老抽、料酒各15克，盐适量。

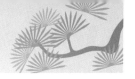

〔做法〕

1 将羊脊骨斩成大块，入冷水锅中加热焯烫一下，捞出洗净，备用。

2 锅中放入羊脊骨和适量水，将水烧开，加入所有调料。肉苁蓉装入料包，也放入锅中，小火煮2小时。

3 将煮好的羊脊骨和汤盛出，撒上蒜苗末即可。

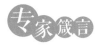

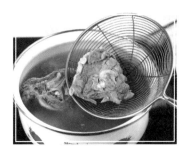

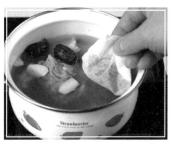

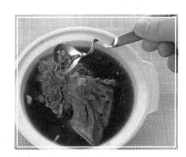

羊的骨髓或脊髓有益精补髓的功效，可用于虚劳羸弱、骨蒸、肺痿咳嗽、消渴、皮毛憔悴、眼目昏花等。《名医别录》说它"主男女伤中，阴气不足，利血脉，益经气"。《随息居饮食谱》说它"润五脏，充液，补诸虚，调养营阴，滑利经脉，却风化毒，填髓"。

羊肉益气补虚，温中暖下，强壮筋骨，适合虚劳羸瘦、腰膝酸软、虚冷腹痛者。

肉苁蓉补肾阳，益精血，常用于阳痿、腰膝酸软、筋骨无力。与羊脊骨合用，生骨髓、壮骨骼、益精血的作用更强，尤宜老年肾虚精亏、筋骨不健者补益。

羊脊髓的胆固醇含量偏高，心血管病人不宜多吃。热性病症者、阴虚内热、阳亢者均不宜多吃。

羊脊骨

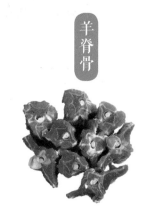

熟地蹄筋汤

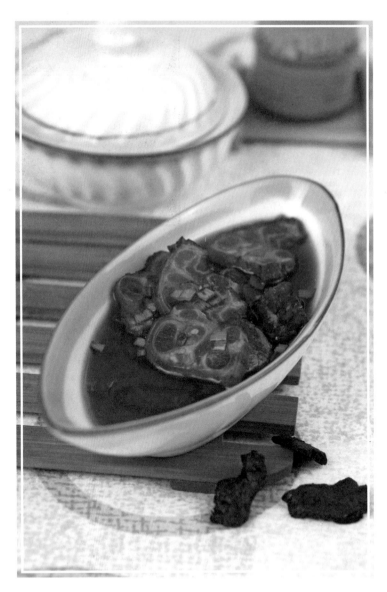

〔出处〕

民间验方。

〔功效〕

强筋壮骨，滋补肾阴，用于腰膝酸软、筋骨痿弱、骨质疏松、瘦弱乏力。

〔材料〕

熟地黄20克，牛蹄筋250克。

〔调料〕

酱油、料酒各15克，盐、蒜苗末各适量。

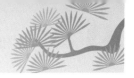

[做法]

1 把牛蹄筋放入冷水锅中加热，焯烫一下捞出，洗净后切成片。

2 蹄筋片放入煮锅中，加适量水煮沸，放入装有熟地黄的料包，倒入料酒、酱油，小火煮2小时。

3 将煮好的蹄筋加盐调味后连汤盛出，撒上蒜苗末即可。

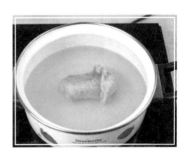

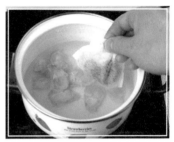

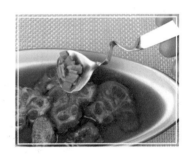

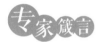 专家箴言

牛蹄筋可强筋壮骨，对腰膝酸软、身体瘦弱者有很好的食疗作用，有助于青少年肌肉、骨骼的生长，减缓中老年人骨质流失的速度。《本草从新》说它"补肝强筋，益气力，续绝伤"。

熟地黄可滋阴补血，益精填髓，常用于肝肾阴虚所致腰膝酸软、骨蒸潮热、盗汗遗精、眩晕耳鸣、须发早白等。

此汤男女老少皆宜。青少年食用可促进身体发育，使之健壮有力。中老年人食用可改善衰老症状，减缓骨质流失。中青年人食用可缓解疲劳，补充气血和精力。更年期女性食用可改善更年期综合征。

凡外感邪热或内有宿热者忌食。痰凝气滞、脾胃运化不良者也不宜多吃。

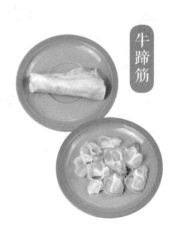

牛蹄筋

杜仲羊腰汤

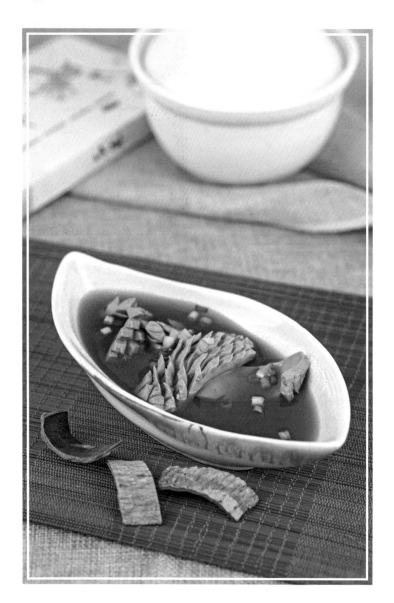

〔出处〕

《箧中方》。

〔功效〕

补肾强腰，益精生髓，强筋壮骨，用于肾虚体弱、慢性腰痛、阳痿、足膝痿弱。

〔材料〕

杜仲15克，羊腰150克。

〔调料〕

香葱末、盐、胡椒粉各适量。

[做法]

1 将羊腰去骚腺，切花刀，焯水。

2 杜仲放入锅中，加水煎煮30分钟，滤渣留汤。

3 汤中放入猪腰花，略煮，加盐、胡椒粉调味，盛入汤碗，撒上香葱末即可。

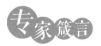 专家箴言

　　杜仲补肝肾，益精气，强筋骨，是防治腰腿痛的常用药，尤宜肾虚腰痛、筋骨无力者。《名医别录》说它"主脚中酸痛，不欲践地"。《药性论》说它"治肾冷臀腰痛，腰病人虚而身强直，风也。腰不利加而用之"。《本草再新》说它"充筋力，强阳道"。

　　阴虚火旺者慎服杜仲。

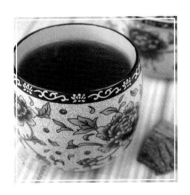

延伸用法：杜仲茶

[出处]

《不知医必要》。

[功效]

补肾强腰，治肾虚腰痛脚软。

[材料]

杜仲10克。

[做法]

杜仲以沸水闷泡，代茶频饮。

延伸用法：杜仲汤

[出处]

《圣济总录》。

[功效]

强筋骨，消肿痛，治脚气缓弱肿痛。

[材料]

杜仲末10克，生地黄汁100毫升，黄酒30毫升。

[做法]

杜仲末加水煎至水减半，去渣，入地黄汁和酒，再煎3~5沸即可。

灵芝炖鸡

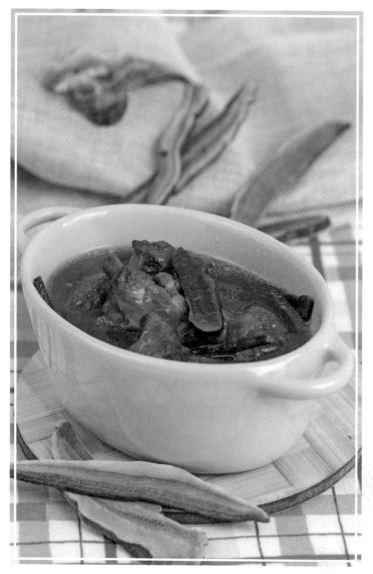

〔出处〕

民间验方。

〔功效〕

补肾益精，抗老防衰，用于虚劳精亏、体倦肢软、精神萎靡、耳聋、失眠、咳喘、早衰。

〔材料〕

灵芝30克，鸡250克。

〔调料〕

酱油、料酒、盐各适量。

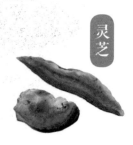

灵芝

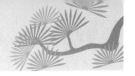
[做法]

1 将鸡剁成块，焯水后捞出。

2 锅中放入鸡块和适量水烧开，撇去浮沫，放入灵芝，倒入料酒、酱油，小火煮1小时，放入盐，继续煮10分钟即可。

专家箴言

灵芝也叫灵芝草，有"仙草"之称，是传统抗衰良药，滋补强壮佳品。灵芝可补肾益精，止咳平喘，养心安神，常用于虚劳神疲、耳鸣耳聋、咳嗽气喘、失眠心悸、消化不良、容颜憔悴等。《神农本草经》说它"主耳聋，利关节，保神，益精气，坚筋骨，好颜色"。《本草纲目》说它"疗虚劳"。《中国药植图鉴》说它"治神经衰弱、失眠、消化不良等慢性疾患"。

灵芝与益气养血、填精补虚的鸡肉一起煮汤，可补益气血，填补肾精，强健筋骨，让人耳聪目明、容光焕发、轻身不老、精气神十足，尤宜虚劳精亏者补养。

延伸用法：灵芝汤

[出处]

《中医药研究资料》。

[功效]

抗衰，抗癌，用于早衰及各类肿瘤。

[材料]

灵芝15～20克。

[做法]

灵芝加适量水，煎取汤汁饮用。

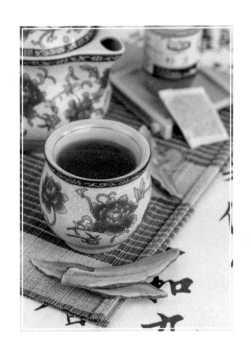

黄精蒸仔鸡

[出处]

民间验方。

[功效]

养血益精，用于脾肾两虚所致体倦乏力、虚弱羸瘦、腰腿疼痛、筋骨软弱。

[材料]

黄精20克，党参、怀山药各10克，仔鸡（1年内的嫩鸡）500克。

[调料]

生姜、葱、盐各适量。

[做法]

将仔鸡切块，焯水后放入炖盅，放入黄精、党参、怀山药和调料，上蒸锅，大火蒸1小时即成。

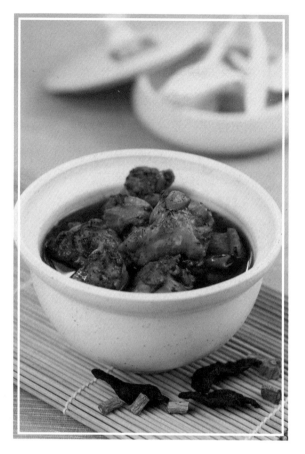

专家箴言

鸡肉温补气血，生肌填髓。黄精补气养阴，健脾益肾，补益精血。党参补中益气，疗补虚弱。山药益气健脾，补肾涩精。

此方可令人精力旺盛，筋骨有力，免疫力提高，尤宜气阴两虚、精亏肾衰所致气虚体倦、瘦弱乏力、腰腿酸痛痿弱者，也宜遗精、腹泻、虚喘、脾虚食少者食用。

痰湿、气滞、大便秘结者不宜多吃。

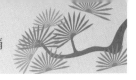

五味子核桃蜜膏

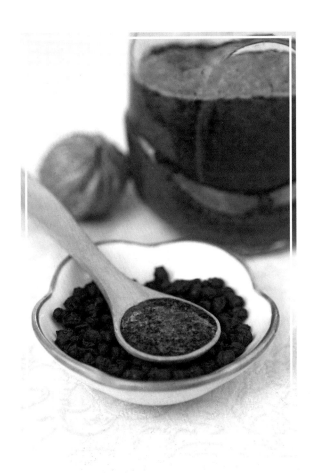

〔出处〕

民间验方。

〔功效〕

补肾固精，用于肾虚精滑、耳鸣、健忘、腰痛、早衰。

〔材料〕

五味子200克，核桃仁100克。

〔调料〕

蜂蜜适量。

〔做法〕

1 五味子研粉，核桃仁炒熟后研粉。

2 二者一起放入碗中，倒入蜂蜜，拌匀成膏，盛入容器封存。

3 每天晚上临睡前食用1勺（10~15克）。

专家箴言

五味子收敛固涩，益气生津，补肾宁心，常用于梦遗滑精、尿频遗尿、虚喘久泻、失眠盗汗等。核桃仁补肾，温肺，润肠，常用于腰膝酸软、阳痿遗精、虚寒喘嗽、大便秘结。此方是适合中老年人抗衰老的温和补养膏方。如果是糖尿病患者，可去蜂蜜，加用山药糊600克，混匀服用。

外有表邪、内有实热及腹泻便溏者不宜多吃。

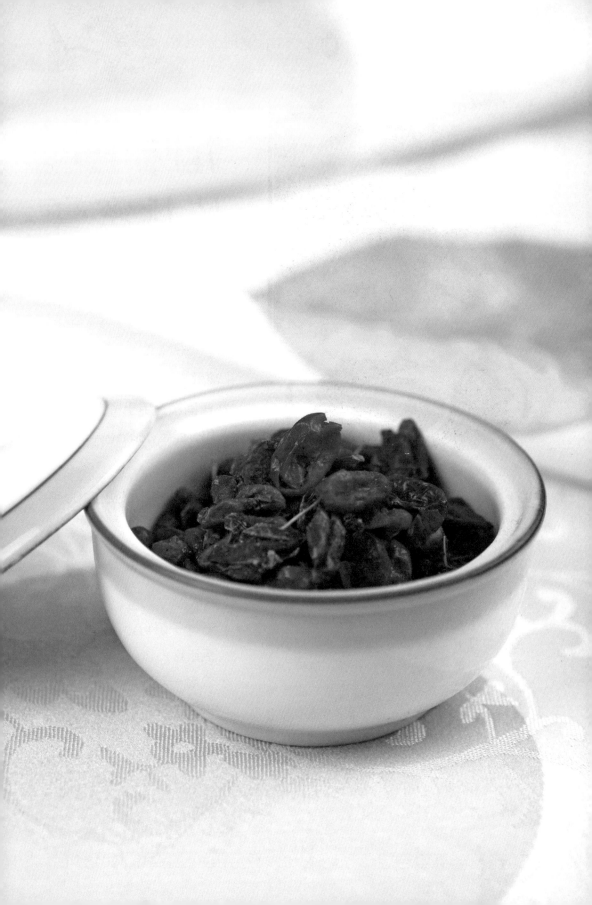

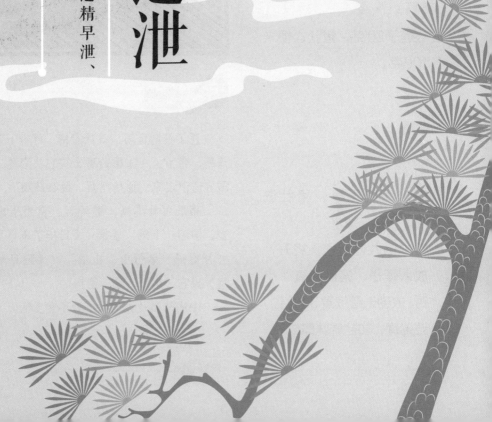

玖

补肾固气，
益气强壮不遗泄

用于肾气不固所致遗尿、尿失禁、久泻、遗精早泄、崩漏带下、脱发落齿者。

莲子
猪肚粥

〔出处〕

《医学发明》。

〔功效〕

补脾肾，固精带，止遗泄，
用于肾气不固所致便溏、久
泻、尿频、遗精、带下。

〔材料〕

去心莲子20克，猪肚、粳米
各100克。

〔调料〕

盐适量。

〔做法〕

1 粳米淘洗干净；猪肚洗
净，切丝，焯水。

2 锅中倒入适量水，烧开，
放入莲子、猪肚，煮1小
时，放粳米继续煮30分钟，
至粥稠，加盐调味即成。

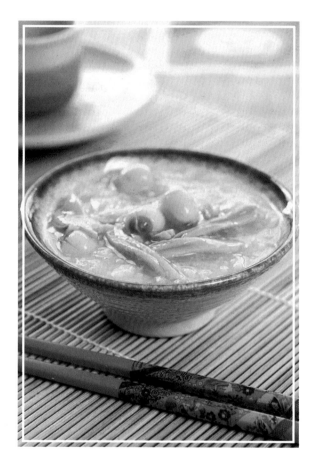

专家箴言

　　莲子补脾止泻，益肾涩精，可用于久泻、
遗精、带下。《玉楸药解》说它"固涩之性，
最宜滑泄之家，遗精便溏，极有良效"。

　　猪肚可补虚损，健脾胃，常用于虚劳羸
弱、泄泻、下痢、尿频。《日华子本草》说它
"补虚损，杀劳虫，止痢"。《随息居饮食
谱》说它"止带、浊、遗精"。

　　中满痞胀及大便燥结者不宜多吃。

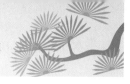

益智仁粥

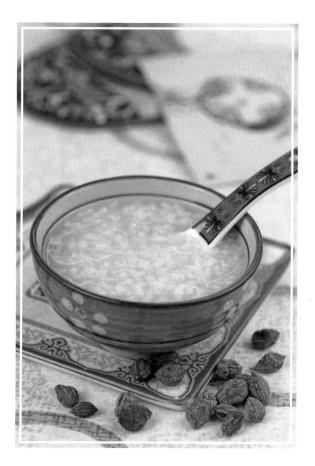

〔出处〕

《经效产宝》。

〔功效〕

暖肾温脾，固精缩尿，用于脾肾阳虚、精关不固所致遗精、崩漏、遗尿、流涎。

〔材料〕

益智仁粉10克，粳米100克。

〔调料〕

盐适量。

〔做法〕

1 将粳米淘洗干净，倒入锅中，加入适量水，大火煮沸，改小火煮至粥稠。

2 加入益智仁粉搅匀，继续煮5分钟，加盐调味即可。

专家箴言

　　益智仁温脾暖肾，固气涩精，常用于肾气不足、下焦虚寒所致冷气腹痛、中寒吐泻、多唾、遗精、崩漏、遗尿、夜尿频多，老人及小儿口水自流者也宜食用。《广志》说它"含之摄涎秽"。《本草拾遗》说它"治遗精虚漏，小便余沥"。

　　阴虚火旺或因热而致遗精、尿频、崩漏等症者忌服。

韭菜子粥

〔出处〕

《备急千金要方》。

〔功效〕

补肝肾，暖腰膝，壮阳固精，用于肝肾不足、肾气不固所致虚劳阳痿、遗精、带下、尿频等滑泄症。

〔材料〕

韭菜子6克，粳米100克。

〔调料〕

盐适量。

〔做法〕

1 将韭菜子研成细末。
2 粳米淘洗干净，加适量水煮粥，待粥稠时加入韭菜子末和盐，略煮即成。

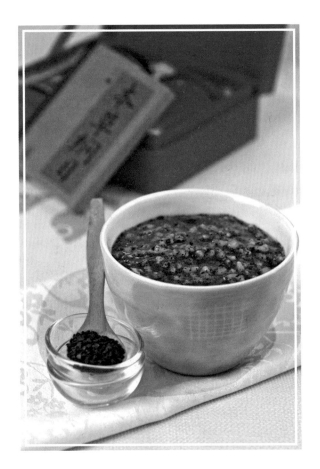

专家箴言

　　韭菜子也叫韭子，可温补肝肾，壮阳固精，常用于阳痿遗精、腰膝酸痛、遗尿尿频、白浊带下。《名医别录》说它"主梦泄精，溺白"。《滇南本草》说它"补肝肾，暖腰膝，兴阳道。治阳痿"。《本草纲目》说它"补肝及命门。治小便频数，遗尿，女人白淫白带"。《本草汇言》说它"通淋浊，利小水"。

　　阴虚火旺、阳亢者不宜多吃。

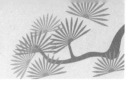

山茱萸粥

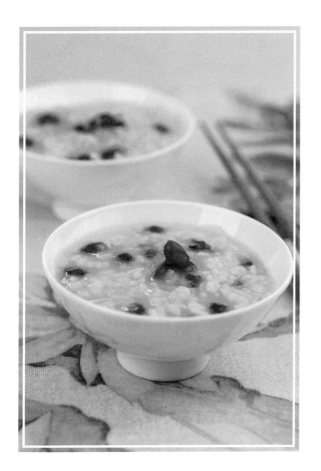

〔出处〕

《粥谱》。

〔功效〕

补肾精，助肾阳，固滑脱，敛虚汗，止泄泻，用于遗精泄泻、崩漏带下、尿频遗尿、虚汗不止。

〔材料〕

山茱萸（去果核）15克，粳米100克。

〔调料〕

白糖适量。

〔做法〕

将山茱萸洗净，与粳米同入砂锅，加适量水煮粥。粥将成时加入白糖，再稍煮即可。

专家箴言

　　山茱萸可补益肝肾，涩精固脱，常用于眩晕耳鸣、腰膝酸痛、阳痿遗精、遗尿尿频、崩漏带下、大汗虚脱、内热消渴等，尤善止女子月经过多，治老人尿频。《医学衷中参西录》中说"山茱萸，大能收敛元气，振作精神，固涩滑脱。收涩之中兼具条畅之性，故又通利九窍，流通血脉"。

　　命门火炽、强阳不痿、素有湿热、小便淋涩者不宜多吃。

金樱子粥

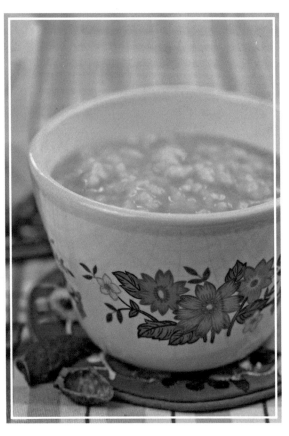

〔出处〕

《饮食辨录》。

〔功效〕

补益肾虚，收敛固涩，固精止泻，用于肾虚遗精、滑精早泄、遗尿、久泻、带下、子宫脱垂等滑遗泄泻症。

〔材料〕

金樱子肉20克，糯米100克。

〔做法〕

1 将金樱子用水煎半小时，去渣留汤。

2 汤中倒入淘洗好的糯米，补足水分，煮至粥成。

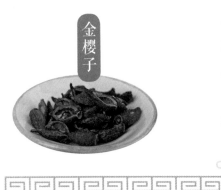

金樱子

专家箴言

金樱子可固精缩尿，涩肠止泻，常用于遗精滑精、遗尿尿频、崩漏带下、久泻久痢、自汗盗汗、脱肛、子宫脱垂等滑泻症。《梦溪笔谈》中说："止遗泄，取其温且涩也。"《本草正》说它"止脾泄血痢及小水不禁"。《滇南本草》说它"治日久下痢，血崩带下，涩精遗泄"。

有实火、邪热及阴虚火旺者以及带下色黄、味臭者不宜多吃。

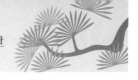

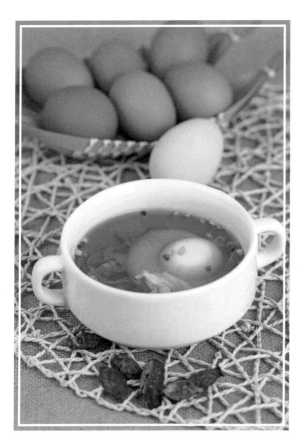

金樱子煮鸡蛋

〔出处〕

《闽东本草》。

〔功效〕

固精，缩尿，补虚，用于遗尿、精滑、久痢、脱肛。

〔材料〕

金樱子15~30克，鸡蛋1个。

〔调料〕

香葱末、盐各少许。

〔做法〕

1 先将金樱子用水煎半小时，去渣留汤。

2 汤中打入鸡蛋，小火煮熟鸡蛋，放入盐调味，盛入碗中，撒上香葱末即成。

专家箴言

金樱子是止遗泄滑脱诸症的良药，尤善治遗尿、精滑、泄泻、脱肛。《神农本草经疏》中说："脾虚滑泄不禁，非涩剂无以固之。膀胱虚寒则小便不禁，肾与膀胱为表里，肾虚则精滑，时从小便出，止药（金樱子）气温，味酸涩，入三经而收敛虚脱之气，故能主诸证也。"

鸡蛋滋阴润燥，养血补虚，可补精血不足，增强体质，与金樱子合用，尤宜虚弱遗泄者。

白雪糕

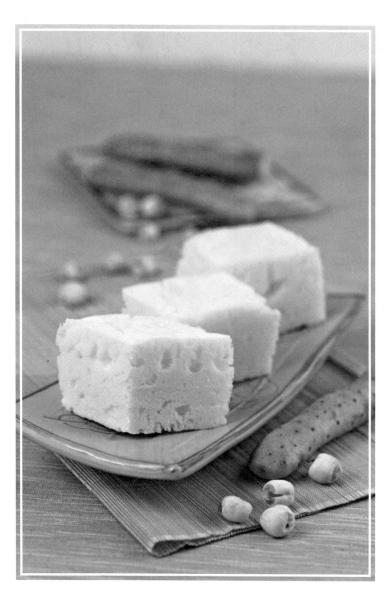

〔出处〕

民间验方。

〔功效〕

益气健脾，敛精止泻，用于腹泻、尿频、尿浊、遗尿及男性遗精、早泄、梦遗、女性带下。

〔材料〕

山药、莲子各20克，粳米、糯米各250克。

〔调料〕

酵母粉、白糖各适量。

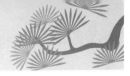

[做法]

1 将山药、莲子、粳米和糯米分别研成粉末；酵母粉用温水化开。

2 将所有研成粉的材料倒入面盆中，加入白糖，倒入酵母水，和成面团，饧发2小时。

3 将饧发好的面团充分揉匀，压成圆饼状，放入蒸屉。

4 蒸锅上火烧至上汽，放上蒸屉，大火蒸40分钟出锅，切成块后装盘。

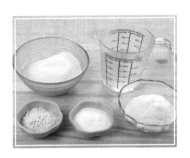

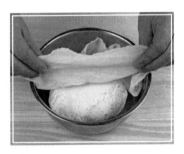

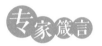
专家箴言

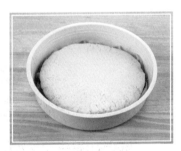

山药健脾胃，壮骨骼，止遗泄，常用于食少久泻、肾虚遗精、尿频、带下、泄泻、便溏诸症。《日华子本草》说它"助五脏，强筋骨，长志安神，主泄精健忘"。

莲子补脾止泻，益肾涩精，养心安神，适合脾虚久泻、遗精带下、心悸失眠者。《本草纲目》说它"交心肾，厚肠胃，固精气，强筋骨，补虚损，利耳目，除寒湿，止脾泄久痢，赤白浊，女人带下崩中诸血病"。

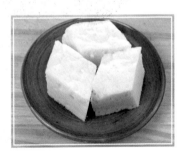

此糕适合虚羸遗泄的老人、更年期女性、过劳的中青年人以及发育迟缓的儿童食用，可谓男女老少皆宜。

湿盛、中满、气滞、大便秘结者不宜多吃。

莲樱炖肉

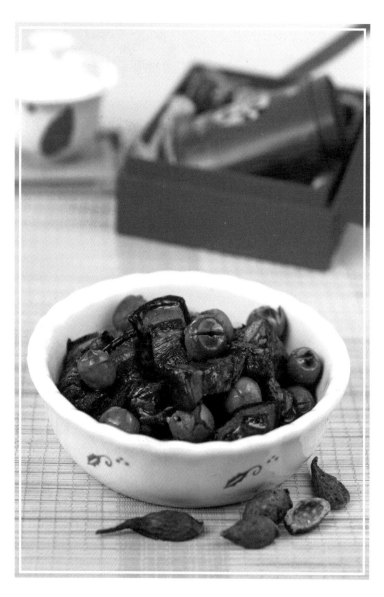

〔出处〕

民间验方。

〔功效〕

健脾益肾，补虚固精，强身健体，用于脾肾虚弱所致遗精滑精、尿频遗尿、崩漏带下、便溏泄泻。

〔材料〕

莲子肉20克，金樱子15克，猪五花肉250克。

〔调料〕

酱油、白糖各20克，葱段、姜片各15克，盐适量。

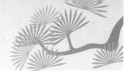

[做法]

1　将猪五花肉刮净皮毛，洗净，切成肥瘦相间的小块，放入冷水锅中，焯烫一下，捞出，洗净，沥水。

2　金樱子装入料袋，封好口。

3　锅中倒入油烧热，放入五花肉块，煸炒一会儿，加酱油炒上色，倒入水，没过肉，放入莲子、葱段、姜片、盐和料袋，炖煮2小时即成。

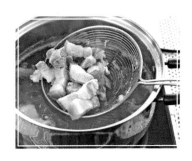

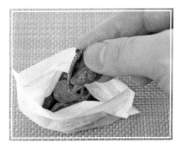

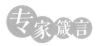 专家箴言

　　莲子、金樱子均是固肾涩精的常用药，尤宜脾肾俱虚所致男子遗精、滑精，女子带下、崩漏、子宫脱垂，老人尿频、遗尿、便溏久泻者。

　　猪五花肉肥瘦相间，其滋阴润燥、养血益精的作用较强，可疗补虚弱，适合虚劳乏力、形体消瘦、津干血枯、早衰干皱者补养。

　　有实热、阴虚内热及气滞胀满、大便燥结者不宜多吃莲子、金樱子之类的固涩食材。痰湿肥胖者不宜多吃肥腻的五花肉，可用精瘦肉代替。

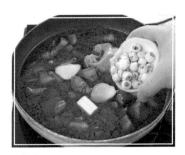

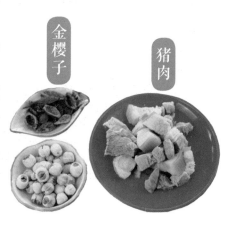

芡莲肉片汤

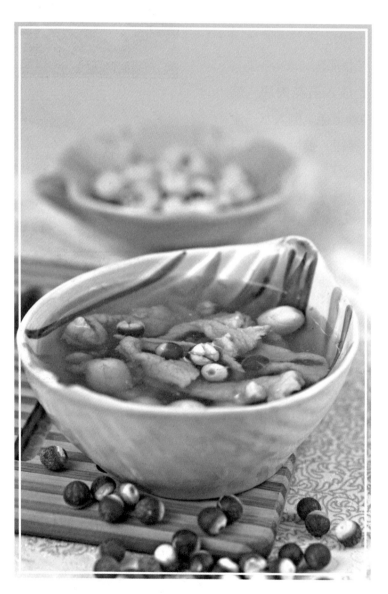

[出处]

民间验方。

[功效]

补肾固精，健脾止泻，益精养血，用于脾肾虚弱所致腰膝酸软、腹泻、尿频、遗精、带下、失眠。

[材料]

芡实、去心莲子肉各20克，猪瘦肉150克。

[调料]

料酒、淀粉各15克，盐、鸡精各适量。

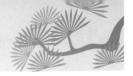
[做法]

1 将猪瘦肉洗净，切成薄片，用料酒和淀粉拌匀上浆。

2 将芡实和去心莲子肉用水浸泡一夜。

3 将芡实和莲子肉放入锅中，加适量水，小火煮1小时至软烂。

4 放入猪肉片滑散，再煮沸时加盐、鸡精调味即可。

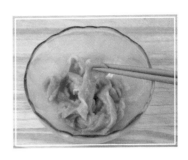

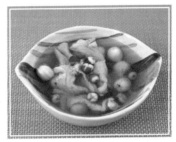

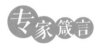 专家箴言

莲子、芡实均为固涩收敛之品，常用于补肾固精、健脾止泻。猪肉可滋阴润燥，益精养血。此汤适合脾肾虚弱所致腰膝酸软、夜尿频多、遗精早泄、梦遗滑精、失眠多梦、久泻便溏、带下等症。无病者常食能强身健体，增强免疫力，改善倦怠乏力、精神不足、虚劳羸瘦、免疫力低下等问题。

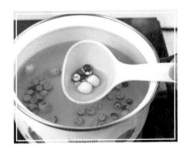

莲子心有滑精作用，最好能去除莲子心，只取莲子肉食用。

如果想要口感更好，也可以选用去掉皮的鲜品白芡实，比较可口，且易煮熟。如果用带皮的红芡实，一定要提前用水浸泡一段时间才能煮熟。

阴虚内热、大便燥结者不宜多吃。

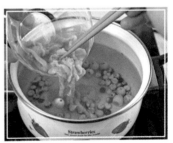

山药猪肚汤

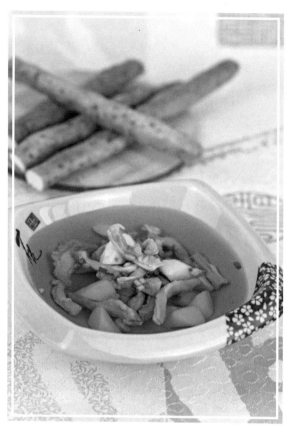

〔出处〕

《民间方》。

〔功效〕

健脾，益肾，止泻，用于脾肾虚弱所致尿频尿多、便溏泄泻、消瘦乏力等遗泄证。

〔材料〕

猪肚、山药各100克。

〔调料〕

香葱末、盐、胡椒粉各适量。

〔做法〕

1 将猪肚切丝，焯水，洗净；山药去皮，切块。

2 锅中放入猪肚和适量水，煮30分钟，放入山药继续煮20分钟，加盐、胡椒粉调味，撒上香葱末即成。

山药是健脾养胃、补肾涩精的常用材料，适合便溏久泻、肾虚遗精、尿频、带下等遗泄者调养，并可补体虚、长肌肉，增力气，强筋骨，治腰痛，抗衰老。

猪肚补虚损，健脾胃，常用于虚劳羸弱、泄泻、下痢、尿频尿多、消渴等。《本草经疏》中说："猪肚，为补脾胃之要品，脾胃得补，则中气益，利（指遗泄）自止矣。"

有实邪、积滞、便秘者忌服。

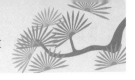
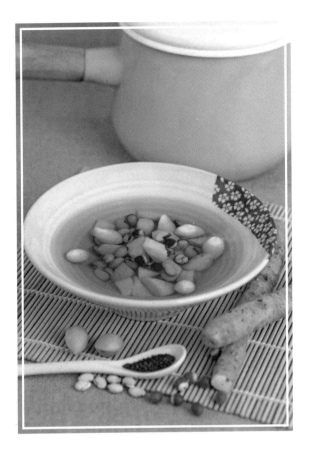

山药扁豆芡实汤

[出处]

民间验方。

[功效]

补脾益肾，止泻止带，用于脾肾两虚所致带下、泄泻、尿频、咳喘。

[材料]

鲜山药100克，扁豆、芡实各30克，莲子20克，白果肉10克。

[调料]

白糖适量。

[做法]

1 将鲜山药去皮，切块。

2 锅中放入扁豆、芡实、莲子，加适量水，煮1小时。

3 放入山药、白果肉，继续煮20分钟，加白糖即成。

专家箴言

山药、莲子、芡实是常用的收敛固涩食材，有健脾胃、止遗泄的功效。扁豆可健脾和中，止泻止带，常用于食少久泻、赤白带下。白果即银杏果，可止带浊，缩小便，定喘嗽，常用于带下白浊、遗尿、尿频、咳嗽、哮喘。《本草纲目》说它"熟食温肺益气，定喘嗽，缩小便，止白浊"。注意必须熟用，生食有毒。

有实邪、积滞、便秘者不宜多吃。

覆盆子茶

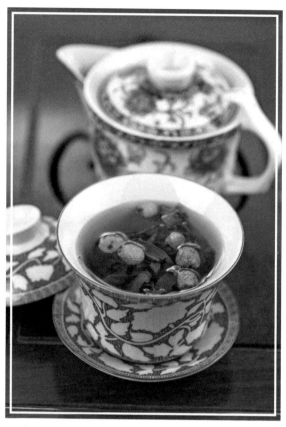

〔出处〕

民间验方。

〔功效〕

益肾涩精，用于肾精不固所致尿频遗尿、遗精阳痿、带下、不孕不育、早衰等。

〔材料〕

覆盆子15克，绿茶适量。

〔做法〕

将覆盆子、绿茶放入杯中，冲入沸水，加盖闷泡15分钟即可。每日1剂，代茶频饮。

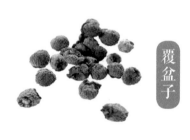

覆盆子

专家箴言

覆盆子可补肝益肾，固精缩尿，益精明目，常用于肾虚遗尿、尿频尿多、阳痿早泄、遗精滑精、宫冷不孕、带下清稀、虚劳目暗、须发早白。《药性论》说它"主男子肾精虚竭，女子食之有子。主阴痿"。《日华子本草》说它"安五脏，益颜色，养精气，长发，强志"。《本草衍义》说它"益肾脏，缩小便"。

肾热阴虚、强阳不倒、小便短涩者不宜多饮。

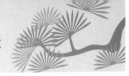

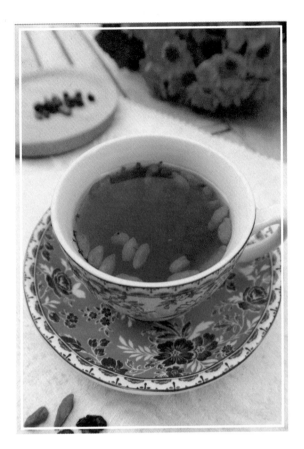

五味枸杞茶

〔出处〕

《摄生众妙方》。

〔功效〕

补益肝肾，敛津生精，用于肝肾不足、虚劳精亏所致梦遗、尿失禁、自汗盗汗、体虚神疲，也宜糖尿病、肝病患者调养。

〔材料〕

五味子、枸杞子各6克。

〔做法〕

将五味子捣碎，与枸杞子一起放入杯中，以沸水冲泡，加盖闷泡15分钟即可。每日1剂，代茶频饮。

专家箴言

　　五味子收敛固涩，益气生津，补肾宁心，常用于久嗽虚喘、梦遗滑精、遗尿尿频、久泻不止、自汗盗汗、津伤口渴、内热消渴、心悸失眠。《神农本草经》说它"主益气，咳逆上气，劳伤羸瘦，补不足，强阴，益男子精"。《本草通玄》说它"固精，敛汗"。枸杞子补益肝肾，益精明目，多用于虚劳精亏、腰膝酸痛、眩晕耳鸣、血虚目暗等。

　　触冒风邪、咳嗽痰多者不宜多饮。

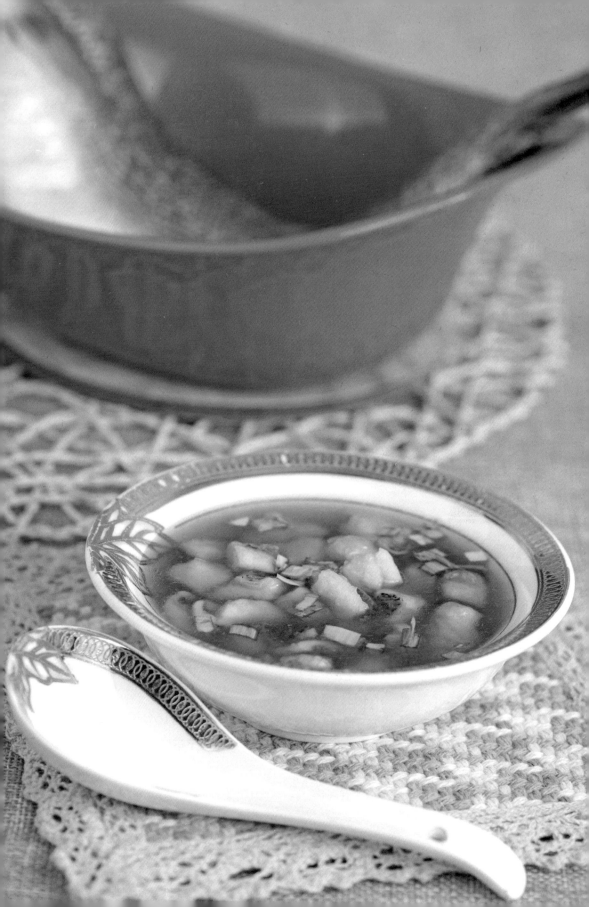

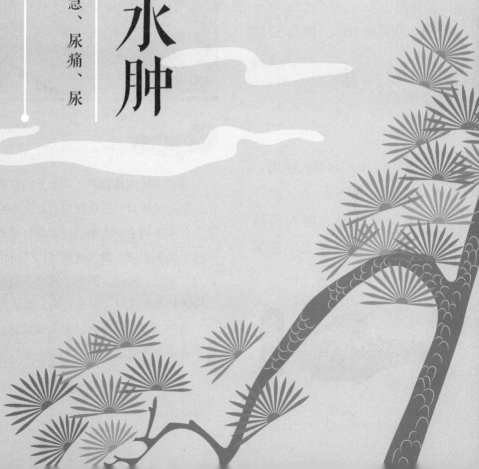

拾

调养肾病，
通利小便不水肿

用于肾病综合征所致尿少、水肿、尿急、尿痛、尿潴留、慢性肾炎者。

葫芦粥

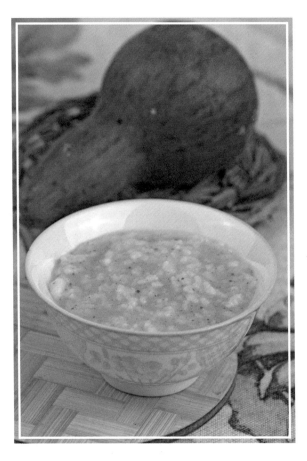

〔出处〕

民间验方。

〔功效〕

补肾，利水，消肿，用于肾虚水泛所致水肿、脚气病水肿、肾炎水肿等。

〔材料〕

陈年葫芦粉 15 克，粳米 50 克。

〔调料〕

冰糖适量。

〔做法〕

1 先将粳米、冰糖入锅内，加适量水煮粥。

2 煮至米开时，加入葫芦粉，再稍煮一会儿，至粥稠即成。

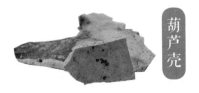

葫芦壳

专家箴言

　　葫芦壳也叫陈葫芦，为瓢瓜的成熟干燥果皮，是一味药材，葫芦粉由葫芦壳磨粉而成。葫芦壳渗湿利水，善能消除水肿，常用于面目浮肿、大腹水肿、脚气肿胀等。《滇南本草》说它"解热、除烦、润肺、通淋、利小便"。《药性切用》说它"利水宽胀，散热消肿"。

　　葫芦壳要用陈年的，越陈效果越好。脾胃虚寒者不宜多吃。

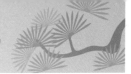

黑鱼 冬瓜粥

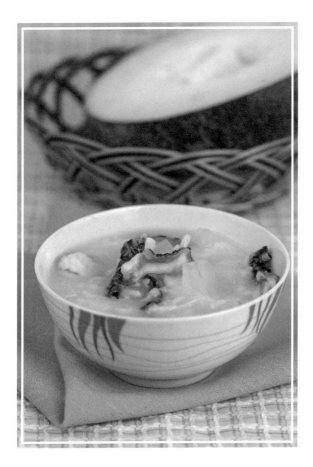

[出处]

民间验方。

[功效]

补肾消肿，清热毒，止烦渴，用于肾虚水泛所致急慢性肾炎水肿。

[材料]

黑鱼肉150克，冬瓜、粳米各100克。

[调料]

料酒、淀粉、盐、胡椒粉各适量。

[做法]

1 黑鱼肉切片，用料酒、淀粉抓匀上浆；冬瓜去皮、瓤，洗净，切片。

2 锅中放入粳米和适量水，煮至半熟，放入冬瓜片，煮至粥稠时倒入黑鱼片滑散，开锅后加盐、胡椒粉调味即成。

专家箴言

黑鱼也叫乌鱼、鳢鱼，有健脾、利水、消肿的功效，常用于湿痹、面目浮肿、肠痔下血等。《神农本草经》说它"主湿痹，面目浮肿，下大水"。《医林纂要》说它"补心养阴，澄清肾水，行水渗湿，解毒去热"。《本草再新》说它"强阳养阴，退风去湿。治妇人血枯，经水不调，崩淋二带，理腰脚气"。冬瓜也是利水消肿的佳品。二者合用消水肿效果好。

凉拌西红柿

〔出处〕

民间验方。

〔功效〕

降压利尿，用于肾炎、膀胱炎、小便不利，高血压肾病者尤宜。

〔材料〕

西红柿250克。

〔调料〕

白糖适量。

〔做法〕

1 将西红柿去蒂，洗净，切块，装盘。

2 撒上白糖，拌匀即可食用。

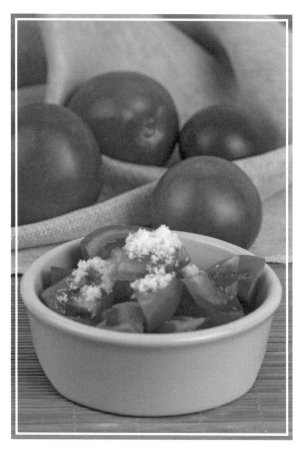

专家箴言

西红柿也叫番茄，有止渴生津、利尿降压、健胃消食、凉血平肝、清热解毒的功效，常用于热病口渴，尤其对高血压、眼底出血、肾炎、小便不利等有一定的改善作用，高血压性肾病患者不妨常吃。

生吃番茄降压效果最好，但脾胃虚寒易腹泻者不宜生吃，最好煮熟食用。

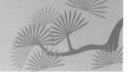

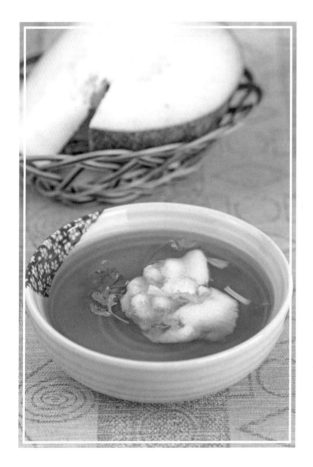

冬瓜瓤汤

〔出处〕

《圣济总录》。

〔功效〕

利水消肿，用于肾炎水肿、烦渴、小便不利。

〔材料〕

冬瓜200克，香菜段少许。

〔调料〕

生抽少许。

〔做法〕

1　将冬瓜去皮肉，取瓤，去子，洗净。

2　锅中放入冬瓜瓤，加适量水烧开，小火煮10分钟，倒入生抽调味，撒上香菜段即成。

专家箴言

　　冬瓜可清热利水，消肿解毒，生津除烦，常用于肾病水肿、小便不利，对高血压、高血脂、动脉硬化、冠心病、糖尿病、肥胖等也有很好的调理作用。《名医别录》说它"主治小腹水胀，利小便止渴。"冬瓜瓤利水消肿的作用不及冬瓜皮，可用于水肿轻症。注意肾炎患者不宜加盐调味，淡饮最佳。

　　冬瓜偏寒凉，虚寒滑泄者不宜多吃。

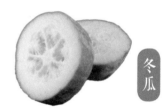

冬瓜

竹笋冬瓜皮汤

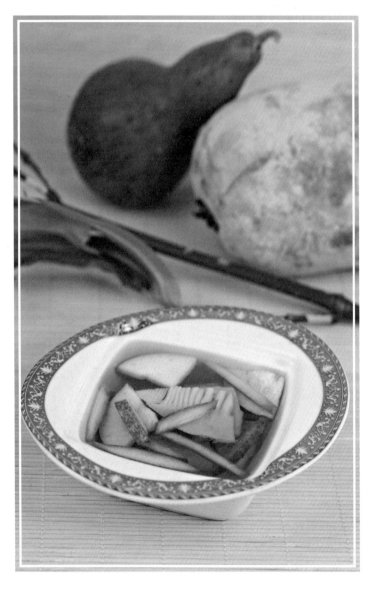

[出处]

民间验方。

[功效]

利水消肿，除湿退热，通利小便，用于肾炎水肿、腹水、小便不利、心烦口渴。

[材料]

竹笋、冬瓜、葫芦瓜各150克。

[调料]

生抽、香油、胡椒粉各适量。

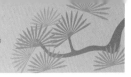

〔做法〕

1 切取冬瓜外表绿色硬皮，洗净，切条。

2 竹笋去老皮，洗净，切片。葫芦瓜洗净，切片。

3 锅中加适量水煮开，放入所有处理好的材料，煮15分钟，加生抽、胡椒粉调味，淋香油即可。

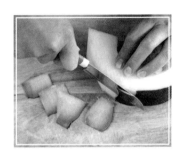

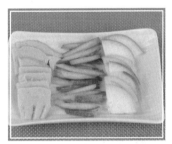

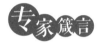

专家箴言

　　冬瓜皮是利尿消肿的良药，有利于排出水湿而消除肿胀，常用于水肿胀满、小便不利、烦热口渴、小便短赤。《滇南本草》说它"止渴，消痰，利小便"。冬瓜皮与冬瓜肉皆有利尿消肿的作用，而瓜皮效力优于瓜肉，故水肿者吃冬瓜时不要削皮，食疗效果最佳。

　　葫芦瓜也叫瓠瓜或瓠子，幼果味清淡，品质柔嫩，适于煮食。陈年老者则取葫芦壳药用，有利水消肿的作用。鲜葫芦瓜也有利小便、消水肿、止烦渴的功效，作用稍弱，适合轻证水肿胀满、烦热口渴、小便不利者。

　　竹笋可清热消痰，利尿消肿，止泻痢，常用于肾炎、心脏病及肝病所致水肿腹水、心胸烦闷。《饮膳正要》说它"主消渴，利水道，益气"。《随息居饮食谱》说它"甘凉，舒郁，降浊升清，开膈消痰"。

　　此汤寒凉通利，脾胃虚寒、尿频尿多、寒性腹泻者不宜多吃。因营养不良而致虚肿者不宜食用。

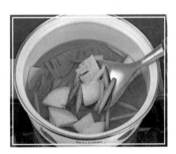

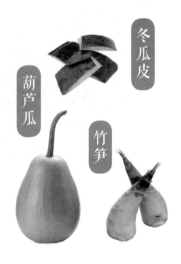

冬瓜皮

葫芦瓜

竹笋

鲤鱼赤小豆汤

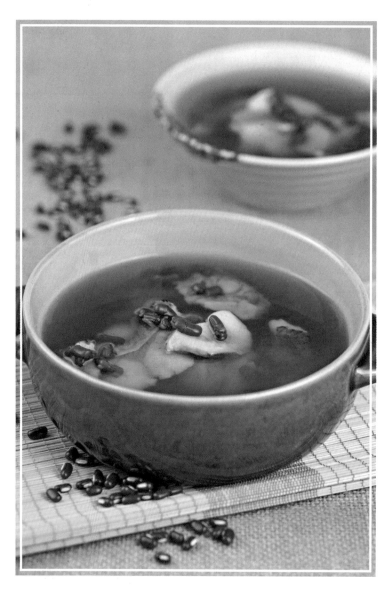

〔出处〕

《外台秘要》。

〔功效〕

除湿热，利小便，消水肿，用于肾炎水肿、妊娠水肿、脚气、小便不利。

〔材料〕

鲤鱼肉150克，赤小豆50克。

〔调料〕

料酒、淀粉、蒸鱼豉汁各15克。

[做法]

1　将鲤鱼肉洗净，切片，用料酒、淀粉抓匀上浆。

2　将赤小豆淘洗干净，倒入锅中，加适量水煮沸，改小火煮1小时。

3　放入鲤鱼片滑散，再煮沸时加入蒸鱼豉汁调味，稍煮即可。

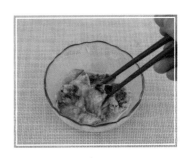

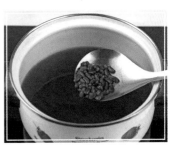

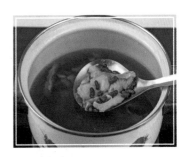

鲤鱼可健脾除湿，利水消肿，通乳安胎，常用于肾炎水肿、腹大胀满、妊娠水肿、黄疸、脚气等。《名医别录》说它"主咳逆上气，黄疸，止渴；生者主水肿脚满，下气"。《本草纲目》中说："鲤，其功长于利小便，故能消肿胀、黄疸、脚气、喘嗽、湿热之病。"

赤小豆也叫赤豆、红小豆，可利水除湿，消肿解毒，常用于水肿胀满、脚气肢肿、黄疸尿赤、泻痢便血等。《药性论》说它"治水肿皮肌胀满"。《食疗本草》说它"和鲤鱼烂煮食之，甚治脚气及大腹水肿"。

此方为利水消肿的常用食疗方，对肾虚水肿、小便不利、腹部肿胀以及营养不良性水肿、脚气、黄疸、肝硬化腹水、痈肿疮脓等均有食疗效果。

此汤尽量少放调料，淡食为佳。

尿频、尿多者不宜多吃。

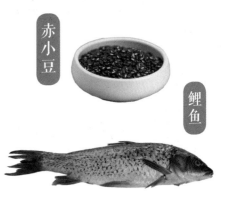

赤小豆

鲤鱼

冬瓜老鸭汤

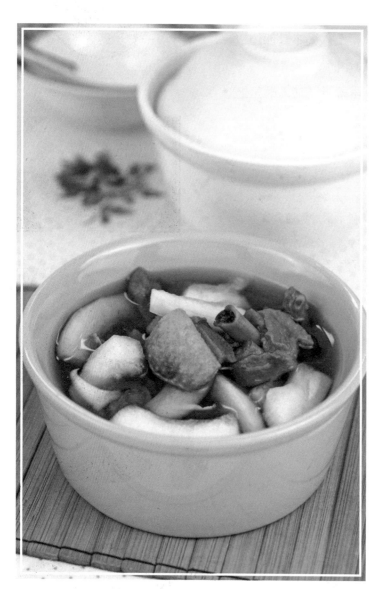

〔出处〕

民间验方。

〔功效〕

滋阴补虚，健脾化湿，利尿消肿，清热除烦，用于水肿胀满、小便不利、虚热烦渴，也宜糖尿病及肥胖者。

〔材料〕

净鸭子250克，冬瓜150克，葱段、姜片各15克。

〔调料〕

酱油、料酒、盐各适量。

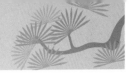

[做法]

1　将净鸭子剁成块，焯水后放入锅中，加适量水烧开，撇去浮沫，放葱段、姜片、料酒、酱油，小火炖煮1小时，拣出葱段、姜片。

2　冬瓜去皮瓤，取肉洗净，切块，放入锅中，再继续炖15分钟。

3　加少许盐调味，稍煮即成。

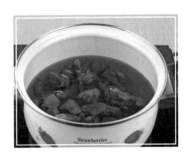

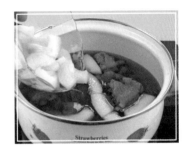

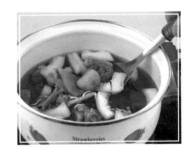

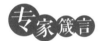

专家箴言

鸭肉可滋阴养胃，利水消肿，有凉补气血的作用，常用于痨热骨蒸、水肿。《名医别录》说它"补虚除热，和脏腑，利水道"。《本草纲目》中说："鸭，水禽也，治水利小便，宜用青头雄鸭"。《随息居饮食谱》说它"滋五脏之阴，清虚劳之热，补血行水，养胃生津"。

冬瓜是利尿消肿的天然食材，并有利水消痰、清热解毒的功效，常用于水肿胀满、脚气、淋病等。搭配鸭肉，可增强清热利水的效果。《随息居饮食谱》说它"清热，养胃生津，涤秽治烦，消痈行水，治胀满……亦治水肿，消暑湿"。

此汤偏寒凉，虚寒肾冷、便溏久泻者不宜多吃。肠风下血者不宜吃鸭肉。

鸭肉

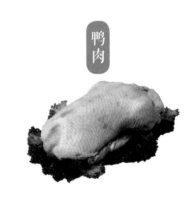

鲤鱼头煮冬瓜

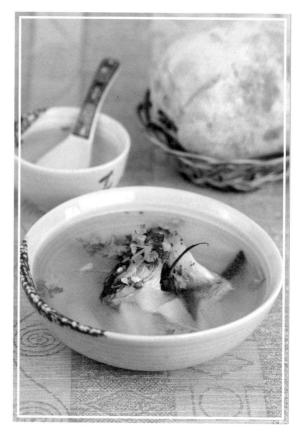

〔出处〕

《民间方》。

〔功效〕

利水消肿，用于脾肾虚弱水肿、妊娠水肿、小便不利、肾炎及肝腹水等。

〔材料〕

鲤鱼头1个，冬瓜150克。

〔调料〕

香菜末、盐、胡椒粉各适量。

〔做法〕

1 将鱼头去鳃，洗净；冬瓜去皮、瓤，切成片。

2 锅中放入鲤鱼头，加适量水煮沸，撇去浮沫，小火煮15分钟，放入冬瓜片，继续煮10分钟，加盐、胡椒粉调味，撒香菜末即可。

专家箴言

　　鲤鱼有利尿消肿、安胎通乳、清热解毒的功效。专用鲤鱼头，不仅口味更为鲜嫩，而且营养价值更高，其富含人体必需的卵磷脂和不饱和脂肪酸，有益精补虚、健脑益智、延缓衰老、缓解眩晕头痛的作用。

　　此方兼有健脑补虚之效，适合老年脾肾虚弱所致水肿者；又兼有安胎通乳的作用，妊娠水肿者也宜食用。

　　风热者慎服。

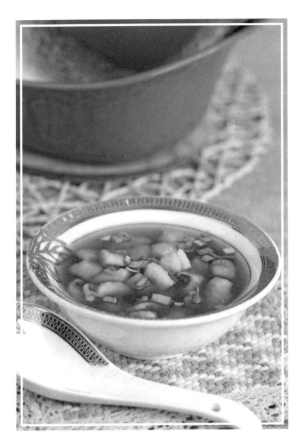

鲈鱼羹

［出处］

《食疗本草》。

［功效］

补益肝肾，健脾除湿，用于老人肾虚水肿、妊娠水肿。

［材料］

鲈鱼肉150克，葱末少许。

［调料］

生抽、料酒、淀粉各适量。

［做法］

1 将鲈鱼肉洗净，切丁，用料酒、淀粉抓匀上浆。

2 锅中倒入水烧开，放入鲈鱼丁滑散，煮沸后倒入生抽，勾芡，盛入汤碗，撒上葱末即成。

专家箴言

　　鲈鱼可益脾胃，补肝肾，强筋骨，安胎产，常用于水气胀满、风痹、筋骨痿弱、胎动不安。《食疗本草》说它"安胎，补中。作鲙尤佳"。《嘉佑本草》说它"补五脏，益筋骨，和肠胃，治水气，食之宜人"。鲈鱼肉质鲜美细嫩，易消化吸收，适合脾胃虚弱、消化功能不佳、食少体倦、筋骨不健的水肿者调养，老年体虚者及孕产妇皆宜。

　　有疮癣等皮肤病者不宜食用。

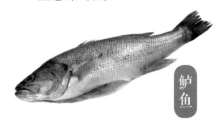

鲈鱼

黑大豆饮

〔出处〕

《补缺肘后方》。

〔功效〕

逐水胀，通小便，润肾燥，用于肾病水肿胀满、身面皆洪大、黄疸浮肿、脚气、心闷，也宜肾虚腰痛、遗尿、淋病、盗汗者。

〔材料〕

黑大豆250克，黄酒250毫升。

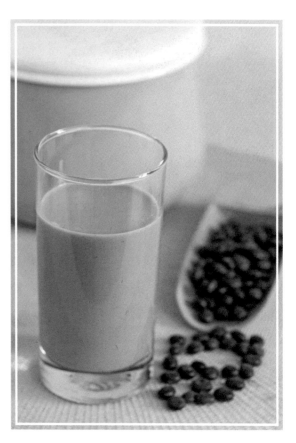

〔做法〕

1 将黑大豆捣碎，放入砂锅中，加2升水，小火煮30分钟。

2 倒入黄酒继续煮30分钟，滤渣取汁饮用。

专家箴言

黑大豆可利水消肿，常用于水肿胀满、风毒脚气、黄疸浮肿等。《本草纲目》中说："黑豆入肾功多，故能治水，消胀、下气。""治肾病，利水下气。"《本草求真》中说："黑大豆（专入肾）。色黑体润。按豆形象似肾。本为肾谷。而黑豆则尤通肾。""惟黑豆属水性寒。肾为寒水之经。故能治水消胀。"《食经》说它"煮饮汁，疗温毒水肿，除五淋，通大便，去结积"。

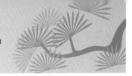

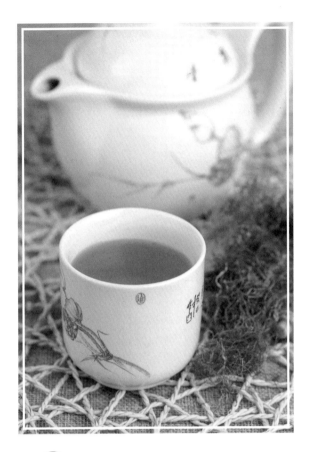

玉米须茶

〔出处〕

《岭南采药录》。

〔功效〕

利水消肿，利胆退黄，降糖降压，用于水肿、肾炎、肾结石、尿路结石、小便不利、黄疸以及高血压、糖尿病等。

〔材料〕

干玉米须10克。

〔做法〕

将玉米须放入杯中，以沸水冲泡，闷泡15分钟后饮用。可多次冲泡，代茶频饮。

专家箴言

玉米须为利尿药，有利水消肿、平肝利胆的功效，可通利小便，消水肿，降血压，稳血糖，常用于急慢性水肿、黄疸型肝炎、小便不利、初期肾结石、尿路结石、胆囊结石、脚气等，尤宜高血压肾病而致水肿、小便不利者。《岭南采药录》说它"治小便淋沥砂石，苦痛不可忍，煎汤频服。"

尿频、尿多者不宜饮用。

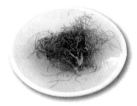

玉米须

图书在版编目（CIP）数据

古方中的补肾家常菜 / 余瀛鳌，陈思燕编著 . —北京：
中国中医药出版社，2020.9
（简易古食方护佑全家人丛书）
ISBN 978 – 7 – 5132 – 6250 – 7

Ⅰ . ①古… Ⅱ . ①余… ②陈… Ⅲ . ①补肾 – 食物疗法 – 菜谱
Ⅳ . ① R247.1 ② TS972.161

中国版本图书馆 CIP 数据核字（2020）第 094752 号

中国中医药出版社出版

北京经济技术开发区科创十三街 31 号院二区 8 号楼
邮政编码　100176
传真　010-64405750
河北新华第二印刷有限责任公司印刷
各地新华书店经销

开本 710×1000　1/16　印张 13　字数 140 千字
2020 年 9 月第 1 版　2020 年 9 月第 1 次印刷
书号　ISBN 978 – 7 – 5132 – 6250 – 7

定价　59.00 元
网址　www.cptcm.com

社长热线　010-64405720
购书热线　010-89535836
维权打假　010-64405753

微信服务号　zgzyycbs
微商城网址　https：//kdt.im/LIdUGr
官方微博　http：//e.weibo.com/cptcm
天猫旗舰店网址　https：//zgzyycbs.tmall.com

如有印装质量问题请与本社出版部联系（010-64405510）